Transtorno Bipolar

PERGUNTAS DA VIDA REAL
COM RESPOSTAS ATUALIZADAS

Wes Burgess, M.D., Ph.D.

Transtorno Bipolar

Perguntas da vida real com respostas atualizadas

São Paulo
2010

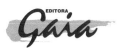

© Wes Burgess, M.D., Ph.D., 2008
All rights reserved including the right of reproducion in whole or in part in any form.
This edition published by arrangement with Avery, a member of Penguim Group (USA) Inc.

1ª Edição, Editora Gaia, São Paulo 2010

Diretor Editorial
Jefferson L. Alves

Diretor de Marketing
Richard A. Alves

Gerente de Produção
Flávio Samuel

Coordenadora Editorial
Dida Bessana

Tradução
Denise Bolanho

Revisão
Jane Pessoa
Tatiana F. Souza

Capa
Reverson R. Diniz

Editoração Eletrônica
Tathiana A. Inocêncio

Dados Internacionais de Catalogação na Publicação (CIP)
(Câmara Brasileira do Livro, SP, Brasil)

Burgess, Wes
 Transtorno bipolar : perguntas da vida real com respostas atualizadas / Wes Burgess;
[tradução Denise Bolanho]. – 1. ed. – São Paulo : Gaia, 2010.

 Título original : The bipolar handbook for children, teens, and families : real-life questions with up-to-date answers.
 ISBN 978-85-7555-214-8

 1. Doença maníaco-depressiva em crianças e adolescentes – Manuais, guias etc.
2. Transtorno bipolar – Manuais, guias etc. I. Título.

09-08963   CDD-618.92895
                                            NLM-WM-207

Índices para catálogo sistemático:
1. Transtorno bipolar em crianças e adolescentes : Medicina 618.92895
2. Transtorno bipolar em crianças e adolescentes : Medicina WM-207

Direitos Reservados
EDITORA GAIA LTDA.
(pertence ao grupo Global Editora
e Distribuidora Ltda.)

Rua Pirapitingui, 111-A – Liberdade
CEP 01508-020 – São Paulo – SP
Tel.: (11) 3277-7999 – Fax: (11) 3277-8141
e-mail: gaia@editoragaia.com.br
www.editoragaia.com.br

Obra atualizada conforme o Novo Acordo Ortográfico da Língua Portuguesa

Colabore com a produção científica e cultural.
Proibida a reprodução total ou parcial desta obra
sem a autorização do editor.

Nº de Catálogo: 3103

Em um espaço esquecido de outro tempo
Seus olhos olhavam através do rosto de sua mãe.
Como sementes de flores selvagens na areia e na pedra,
Que os quatro ventos possam soprá-lo para casa em segurança.

Robert Hunter

Sumário

Introdução   9

Capítulo 1
O que é transtorno bipolar em crianças   11

Capítulo 2
Certifique-se de que sua criança receberá o diagnóstico correto   22

Capítulo 3
Como encontrar o médico certo para sua criança   48

Capítulo 4
Um estilo de vida saudável pode melhorar o transtorno bipolar de sua criança   59

Capítulo 5
O tratamento médico pode ajudar sua criança bipolar   94

Capítulo 6
Psicoterapia é importante para o transtorno
bipolar de sua criança   135

Capítulo 7
Estratégias práticas para cuidar de sua criança bipolar   154

Capítulo 8
Entenda como sua criança bipolar pensa   172

Capítulo 9
Como ajudar sua criança bipolar a ter sucesso na escola   183

Capítulo 10
Adolescentes falam sobre transtorno bipolar   190

Capítulo 11
Administração de crises para sua criança e sua família   207

Capítulo 12
Algumas entidades brasileiras que oferecem atendimento
e apoio ao tratamento do transtorno bipolar   225

Apêndice 1
Critérios oficiais de diagnóstico da American
Psychiatric Association para o transtorno bipolar   228

Apêndice 2
Sintomas de mania, depressão geral e psicose
segundo o National Institute of Mental Health   231

Índice remissivo   234

Introdução

Rebecca está em choque. O médico acaba de lhe dizer que sua filha, Becky, tem transtorno bipolar. O que é essa doença? O que ela pode fazer a respeito? Como sua família vai lidar com ela? Com a agenda lotada, o médico não teve tempo para sentar e responder às suas perguntas. Onde ela pode encontrar respostas?

A filha de Tom, Lori, é depressiva. Algumas vezes, seu sofrimento é tão grande que ela não sente vontade de viver. Ela consultou médicos e terapeutas que tratam a depressão, mas nada parece ajudar. Alguns dos medicamentos parecem até piorar a depressão de Lori. Tom faria qualquer coisa pela filha, mas está sem ideias. O que ele pode fazer?

Richie, o filho de Tracy, não se acalma. Ele levanta e senta tantas vezes que não consegue terminar as refeições. Ele fala constantemente e fica furioso quando não consegue as coisas à sua maneira. O orientador da escola disse que Richie tinha Transtorno de Déficit de Atenção com Hiperatividade (TDAH), mas os tratamentos só ajudaram um pouco. Tracy ouviu dizer que algumas crianças hiperativas têm uma coisa chamada transtorno bipolar. Como ela pode saber mais a respeito dessa condição?

Sue tem certeza de que alguma coisa está errada com seu filho Bob, mas ela não consegue explicações satisfatórias para a sua condição. Ela consultou um terapeuta, que lhe disse que Bob é apenas ansioso e que ele vai superar essa fase. O clínico geral mencionou o transtorno bipolar, mas disse que não tinha certeza. Como Sue pode descobrir por si mesma?

Louis é um adolescente que recentemente passou por um tratamento de transtorno bipolar e agora está indo muito bem. Contudo, seus pais, irmãos e irmãs estão cansados de ajudá-lo com os seus problemas e a família está se distanciando. Como eles podem descobrir de que maneira lidar com a sua doença e continuar sendo uma família saudável?

Neste livro, você pode encontrar as respostas a todas essas e muitas outras perguntas.

Durante os últimos vinte anos, anotei as perguntas mais comuns que me fizeram a respeito de crianças bipolares, dos seus pais e de suas famílias. Perguntei a outros profissionais quais as perguntas que lhes eram feitas sobre transtorno bipolar na infância e busquei em sites e salas de bate-papo na internet perguntas que não tinham sido satisfatoriamente respondidas por outros médicos e terapeutas. O *Transtorno bipolar* – Perguntas da vida real com respostas atualizadas contém todas as perguntas mais comumente feitas sobre transtorno bipolar, com respostas atualizadas. Sem dúvida, aqui você encontrará respostas para *suas* perguntas.

Transtorno bipolar – Perguntas da vida real com respostas atualizadas explica a doença chamada transtorno bipolar, suas causas e como reconhecê-la. Além disso, discute como tratar a doença com mudanças no estilo de vida, medicamentos, terapia e treinamento de relaxamento, abordando as dificuldades dos pais para tomar decisões difíceis que afetam a saúde do seu filho. Há capítulos sobre os aspectos cotidianos da criação dos filhos e o sucesso na escola, bem como de que maneira evitar e lidar com emergências.

Há mais de um milhão de crianças com transtorno bipolar nos Estados Unidos. A maior parte da depressão em crianças nesse país provavelmente é causada pelo transtorno bipolar. As crianças bipolares, erroneamente diagnosticadas de depressão, problemas de atenção, distúrbio obsessivo-compulsivo e autismo, estão piorando.

Escrevi *Transtorno bipolar* – Perguntas da vida real com respostas atualizadas para ser como um bate-papo amigável com um médico de confiança da família, que sabe como lidar com as suas preocupações e os seus temores pessoais e que regularmente resolve problemas como os seus. Quero que seja como se eu estivesse sentado com você e com sua criança, frente a frente, para que eu possa lhe dar aconselhamento individual e informações atualizadas. Quero lhe oferecer dados que ainda não chegaram aos manuais, aos livros de referência ou à imprensa, de uma forma fácil de ser compreendida e utilizada. Acima de tudo, eu realmente desejo estimular a sua vontade de saber tudo o que há para saber, ajudando sua criança bipolar a ser saudável e feliz. Não vamos perder mais tempo.

1
O que é transtorno bipolar em crianças

Para ajudar nossas crianças com transtorno bipolar, precisamos nos tornar especialistas em cada aspecto da doença e aprender todos os truques em livros. Só então podemos ter certeza de que elas receberão o tratamento, a educação e as oportunidades que merecem.

O transtorno bipolar é uma doença séria do sistema nervoso que afeta crianças e adultos. As mudanças na função do cérebro e um desequilíbrio nas suas substâncias químicas provocam o transtorno bipolar, que, por sua vez, provoca emoções, pensamentos e comportamento inadequados. Com frequência, o transtorno bipolar em crianças é notado pela primeira vez quando elas começam a apresentar mau desempenho escolar, atenção insuficiente, depressão ou problemas de comportamento.

O que significa o termo "transtorno bipolar"?

O termo "transtorno bipolar" é um tanto impróprio, uma vez que se refere a uma caracterização antiga de mania absoluta alternada com depressão absoluta (depressão maníaca). Agora, sabemos que o transtorno bipolar é uma condição que afeta muitos processos mentais e físicos, sendo muito mais do que altos e baixos. Além das mudanças na alegria e na tristeza, o transtorno bipolar pode causar emoções de raiva, ansiedade, evitação, audácia, coragem, êxtase, medo, idealização, irritabilidade, ciúme, pânico, ressentimento e timidez na criança. Com transtorno bipolar, a criança pode ter dificuldade para dormir, acordar, alimentar-se normalmente e manter um peso corporal normal. O raciocínio lento, a impulsividade, os pensamentos e comportamentos obsessivos, a procrastinação e a baixa motivação afetam a habilidade de sua criança de aprender e ir à escola. Um dos problemas mais importantes que a criança bipolar enfrenta é o aumento da vulnerabilidade ao estresse, dificultando a superação de decepções e frustrações, autocrítica, incerteza e confusão.

Até agora, só ouvi falar de transtorno bipolar em adultos. Ele é raro em crianças?

Em 2003, um estudo realizado pelo Child and Adolescent Bipolar Foundation descobriu que 750 mil crianças tinham transtorno bipolar, iniciado na pré-escola ou um pouco depois. Com o crescimento da população e a melhora dos diagnósticos, eu avalio que há muito mais de um milhão de crianças com transtorno bipolar nos Estados Unidos. Por meio delas, o transtorno bipolar afeta a vida dos pais, avós, irmãos e amigos. Psiquiatras, pediatras, médicos de família, psicoterapeutas, enfermeiros e assistentes sociais dedicam grande parte do seu tempo para ajudar essas crianças e suas famílias a ter saúde e felicidade. Se incluirmos essas pessoas, a minha estimativa é de que o transtorno bipolar na infância atinge a vida de mais de 6 milhões de pessoas apenas nesse país.

Estudos mostram que 12% das crianças bipolares começam a mostrar sintomas entre os cinco e os nove anos e 30% dos casos começam antes dos catorze anos. Naturalmente, isso inclui apenas as crianças cujo transtorno bipolar foi identificado. Mais da metade das crianças que sofrem de transtorno bipolar recebe um diagnóstico errado ou jamais é diagnosticada.

Você vê muitas crianças pequenas com transtorno bipolar?

O transtorno bipolar pode surgir pela primeira vez em crianças na pré-escola. A criança mais nova que tratei com transtorno bipolar tinha cinco anos. Ela era maníaca e mostrava os mesmos sintomas que se esperaria encontrar em um adulto com mania bipolar. A maioria das crianças que são trazidas para uma consulta comigo, devido à depressão, tem transtorno bipolar. A maior parte delas recebeu diagnóstico errado antes de ser levada ao meu consultório. Quando não tratados, os sintomas continuam até a vida adulta.

Li que a cada ano há mais casos de transtorno bipolar. Esse diagnóstico está na moda?

Certamente estamos encontrando mais casos devido à melhora na descoberta e ao aumento da compreensão de que as crianças podem sofrer de transtorno bipolar. Contudo, muitos médicos acreditam que o tratamento de crianças depressivas bipolares com antidepressivos ocasionou piora no transtorno bipolar dessas crianças, cujas condições bipolares se tornaram mais graves e difíceis de tratar. Os médicos modernos são mais cuidadosos para diferenciar a depressão bipolar de outros problemas e para tratá-la com medicamentos adequados, em vez de antidepressivos.

Li que o transtorno bipolar piora com o tempo. Como posso evitar que meu filho piore?

Em geral, o transtorno bipolar *não tratado* piora com a idade. Entretanto, eu penso que a progressão da doença pode ser interrompida em seu filho se ele for tratado sem demora e adequadamente.

Sempre que seu filho tem um episódio bipolar grave, o cérebro dele passa por mudanças, particularmente na área chamada amígdala, que pode transmitir essas mudanças para outras partes do cérebro. Os medicamentos corretos são capazes de evitar os episódios bipolares e alguns deles podem até mesmo estimular o cérebro do seu filho a crescer e restaurar células cerebrais. Quando os episódios bipolares forem controlados, acredito que o agravamento da doença do seu filho ficará acentuadamente mais lento ou irá parar.

Se não for mantido sob controle, qual será a gravidade do transtorno bipolar do meu filho?

O transtorno bipolar pode interferir na saúde, nos relacionamentos familiares e no desenvolvimento escolar do seu filho. Se não for tratado, quando adulto, ele terá duas vezes mais probabilidade de não conseguir emprego e três vezes mais de se divorciar do que os colegas.

O transtorno bipolar está associado a alguma doença comum?

Enxaquecas, problemas cardíacos, obesidade e diabetes são mais comuns em indivíduos bipolares do que no restante da população. Em minha experiência, crianças com transtorno bipolar também têm mais asma, eczema, psoríase e síndrome do cólon irritável do que outras crianças. Isso poderia estar relacionado ao controle deficiente da adrenalina do corpo, provocado pelo transtorno bipolar.

Contudo, o transtorno bipolar pode proteger de alguns distúrbios. De acordo com um estudo, a criança pode ser menos suscetível a linfomas e câncer metastático do que o restante da população, mas nesse momento eu não sei por quê.

Qual é a pior coisa que o transtorno bipolar poderia fazer com meu filho?

A pior coisa que o transtorno bipolar pode fazer com as crianças é impedi-las de descobrir e usar os próprios dons especiais.

O que é transtorno bipolar

O transtorno bipolar é uma doença do cérebro e do sistema nervoso provocada por uma mudança na bioquímica e na conectividade do sistema nervoso da criança. A genética, o desequilíbrio químico do cérebro e as mudanças nos sinais transmitidos no cérebro da criança interferem nas emoções, no comportamento e, mais importante, no processo de raciocínio.

Causei o transtorno bipolar do meu filho por não educá-lo bem?

Absolutamente! O transtorno bipolar não é causado por uma educação ineficiente ou por decepções durante a infância. Ele não é causado por alergias alimentares, açúcar, glúten, insuficiências vitamínicas ou por qualquer coisa que você dê a seu filho. O transtorno bipolar não é causado por pobreza, privação, discriminação ou pela negação de direitos do cidadão. O transtorno bipolar pode ser encontrado em todos os países e em todas as culturas desde o início da história documentada. Os sintomas bipolares pioram sob condições estressantes, mas o estresse não causou o transtorno bipolar do seu filho.

Qual a probabilidade de meu filho ter herdado o transtorno?

Há 20% de chance de o transtorno bipolar do seu filho ter surgido espontaneamente, não podendo ser relacionado a qualquer membro da família. Entretanto, estudos mostraram uma ligação genética com o transtorno bipolar e nas duas últimas gerações da sua família pode haver outro membro com esse distúrbio. Por exemplo, se seu filho é gêmeo idêntico, esse gêmeo teria 70% de chance de também ter transtorno bipolar. Quando ambos os pais são bipolares, há 50% de chance de os filhos o serem. Se um dos pais tem o transtorno, estimamos que sua criança corra um risco de cerca de 20%.

Os cientistas acreditam que um pouco do DNA que é transmitido pelas famílias contém material genético que produz o transtorno bipolar. Os genes do transtorno bipolar estão localizados nos cromossomos 4p, 12q, 18p-q, 22q e outros.

Dê-me uma explicação simples e direta sobre a causa do transtorno bipolar.

O transtorno bipolar é provocado por mudanças no cérebro. Eu gosto de pensar no transtorno bipolar como um ponto no cérebro da criança onde uma pequena quantidade de células não está funcionando como deveria. Essas células disparam muito rapidamente ou muito lentamente, desordenando as outras células do cérebro em seu caminho. Se as vias que controlam emoção, atenção e controle do pensamento passam por essa área disfuncional, as células do cérebro, nessas vias, serão perturbadas, provocando distúrbios na emoção, na atenção e no controle do pensamento.

Eu acredito que esse pequeno grupo de células cerebrais disfuncionais é responsável por todos os sintomas bipolares, incluindo a depressão bipolar, a mania bipolar e os sintomas bipolares mistos, bem como raiva, ansiedade, distração, medo, pânico, concentração deficiente, mau desempenho escolar e problemas de comportamento que, com frequência, vêm do transtorno bipolar.

Onde estão localizadas as células cerebrais disfuncionais no cérebro?

Nós conhecemos diversas áreas interligadas do cérebro associadas ao transtorno bipolar. Uma delas é chamada de área temporal, localizada sob as têmporas. Lesões e epilepsia na área temporal provocam sintomas como mania e depressão bipolar. Os medicamentos estabilizadores do humor, usados para tratar o transtorno bipolar, também tratam os distúrbios na área temporal, como a epilepsia. Eu examinei muitas crianças bipolares com problemas cognitivos associados à área temporal.

E como isso explica de que maneira o tratamento dará certo para meu filho?

Os medicamentos estabilizadores do humor fazem as células do cérebro da criança bipolar disparar normalmente. Com esses medicamentos, podemos fazer essas células cerebrais disparar como devem, nem muito devagar nem muito rápido. Então, as vias que cruzam a área dessas células cerebrais também se comportarão normalmente. Assim, quando essas células funcionarem normalmente, os sintomas bipolares do seu filho melhorarão e ele poderá agir normalmente, usando seus talentos e habilidades especiais na totalidade.

É realmente simples assim?

Não, nunca é. A situação real é muito complicada. Por exemplo, as vias do cérebro envolvidas no transtorno bipolar estão conectadas e passam por muitas áreas do cérebro que são afetadas por muitas substâncias químicas. Diferentes experiências contribuem para diferentes hábitos em diferentes crianças. Entretanto, em minha opinião, seguir esse modelo simples ajudará seu filho a obter um tratamento bem-sucedido para o transtorno bipolar.

Que substâncias químicas estão desequilibradas em minha filha bipolar?

As células cerebrais localizadas nas áreas do hipotálamo e da pituitária (estreitamente conectadas à área temporal) controlam uma importante substância química do cérebro chamada adrenalina. Em resposta ao estresse, o corpo libera adrenalina em grandes quantidades. Se as células nessas áreas forem disfuncionais, a produção de adrenalina pode ser muito alta ou muito baixa. Se houver excesso de adrenalina no corpo, você verá sintomas maníacos, acelerados, como agitação, ansiedade, distração, hiperatividade, insônia, irritabilidade e pouca atenção. Se os níveis de adrenalina forem muito baixos, você notará sintomas depressivos bipolares, lentos, como fadiga, dificuldade para começar e terminar projetos, baixa motivação, sono excessivo e ganho de peso. Isso é chamado de teoria da adrenalina do transtorno bipolar. (Note que iremos chamar essa importante substância química do cérebro pelo seu muito conhecido nome de adrenalina, embora os nomes cientificamente corretos sejam epinefrina no corpo e norepinefrina no cérebro.)

Além da adrenalina, sabemos que as substâncias químicas do cérebro – serotonina, dopamina, glutamato e glicina – também podem ter efeito nos sintomas bipolares, muitas vezes agravando-os.

Há hormônios em desequilíbrio no sistema nervoso do meu neto bipolar?

As células nas áreas do cérebro do seu neto que controlam a adrenalina (as áreas do hipotálamo e da pituitária) também ativam a liberação de hormônios esteroides quando ele está sob estresse. Esses hormônios podem provocar mudanças nas emoções, nos pensamentos e no comportamento do seu neto. Podemos encontrar um exemplo dos efeitos dos hormônios do estresse elevado em fisiculturistas que tomam hormônios esteroides suplementares durante o treinamento. Em alguns desses indivíduos, os hormônios esteroides suplementares provocam colapso emocional e psicose, iguais aos do transtorno bipolar grave. Algumas pesquisas sugerem que níveis elevados desses hormônios do estresse podem até matar células em algumas áreas do cérebro (lobos frontais e hipocampo). O desequilíbrio dos hormônios do estresse é outro fator que contribui para a doença bipolar.

Qual a principal contribuição do ambiente e da experiência para o transtorno bipolar?

Muitas crianças bipolares são bastante vulneráveis ao estresse e a fatores estressantes; experiências traumáticas ou ambientes pouco saudáveis podem dificultar a atuação dessas crianças na vida cotidiana. Além disso, logo no início da infância, as crianças com transtorno bipolar não tratado desenvolvem estratégias para tentar lidar com seu transtorno. Essas estratégias podem incluir evitação, procrastinação, negação, inflexibilidade ou episódios de raiva. Entretanto, assim que o transtorno bipolar é tratado, essas estratégias não são mais necessárias e a psicoterapia pode ajudar as crianças a minimizá-las ou abandoná-las completamente. À medida que a criança fica mais velha, pode ficar mais difícil reverter os maus hábitos de pensamento e comportamento, portanto, vale a pena iniciar o tratamento o mais cedo possível.

Você pode me dar um exemplo de mau hábito ou de uma estratégia para lidar com os problemas que uma criança bipolar poderia aprender?

Recentemente, conversei com uma paciente adolescente que durante toda a vida fora perturbada pela irritabilidade e pela raiva, desenvolvendo assim o hábito de ficar zangada. Mesmo depois de ter controlado a irritabilidade com tratamento adequado, ela continuava com problemas para interagir com outras pessoas. Um dia, ela me disse que tivera uma grande revelação.

"Percebi que mesmo quando alguém me deixa frustrada, eu não preciso ficar zangada", ela disse. "Posso ignorá-lo ou dizer alguma coisa inteligente ou apenas ir embora ou fazer qualquer coisa que queira!" Essa garota ficou zangada com outras pessoas durante tanto tempo que nunca lhe ocorreu que ela não *precisava* ficar zangada quando as coisas não aconteciam do jeito que ela queria.

"Sempre me pareceu que era a única coisa a ser feita", ela disse. "Agora percebo que eu tenho muitas escolhas sobre a maneira como lidar com situações frustrantes." Depois que os sintomas bipolares diminuírem, você pode ajudar a sua criança a abandonar hábitos desnecessários como esse.

Crianças bipolares e nossa cultura

Quando o transtorno bipolar da criança é tratado com sucesso, ela será e agirá como qualquer pessoa. Contudo, a mídia retrata pessoas com transtorno bipolar como se elas fossem selvagens e incontroláveis. Assim, o estigma público contra crianças bipolares torna-se ainda pior.

Infelizmente, muitas pessoas baseiam sua compreensão do transtorno bipolar em retratos chocantes de indivíduos bipolares psicóticos na televisão, em filmes e na imprensa. Por exemplo, um filme retratou um homem bipolar encolhido no jardim do vizinho, fora de si. Um outro retrato apresentado pela mídia mostrava um homem olhando para o céu e rindo loucamente enquanto caminhava sobre uma viga externa de um arranha-céu. É irônico que a indústria de entretenimento transforme o transtorno bipolar em um estereótipo, uma vez que há pessoas nessa indústria com transtorno bipolar que levam uma vida normal e bem-sucedida.

O que é estigma bipolar? Como ele afeta minha filha?

O estigma é a ignorância e a discriminação contra sua filha e contra qualquer pessoa com transtorno bipolar. O estigma bipolar é visível quando você fala aos amigos sobre a doença de sua filha e vê tristeza no rosto deles. O estigma bipolar é visível quando e sua filha é tratada de maneira diferente na escola e em outras atividades porque ela é bipolar.

Qual é o pior efeito do estigma bipolar em meu filho?

O estigma é pior quando faz seu filho se sentir envergonhado de si mesmo. Se seu filho tivesse um problema na perna ou no braço, então ele não precisaria ficar envergonhado, porque a sua dificuldade seria óbvia e facilmente compreendida. Contudo, seu filho não tem nada que possa ser enfaixado e facilmente compreendido pelos outros. Além disso, o transtorno bipolar pode deixá-lo muito preocupado com o que os outros pensam dele e isso piora a sensação de estigmatização. A realidade é que, quando o transtorno bipolar do seu filho for tratado com sucesso, ele se sentirá e agirá como qualquer outra criança.

Qual é a mais equivocada opinião pública a respeito do transtorno bipolar em crianças?

A pior ideia a respeito de qualquer criança atualmente é a de que ela ficará sem controle. O público, que não tem nenhuma ideia dos critérios oficiais do diagnóstico bipolar, acompanha a interpretação feita pela mídia de que as pessoas que sofrem de transtorno bipolar experimentam uma perda total de controle, apresentando comportamento imprevisível, "louco". E não ajuda nada quando filmes na televisão e estrelas de cinema mostram um comportamento inadequado para obter publicidade e notoriedade.

Um profissional de saúde disse que meu filho não podia ser bipolar porque ele não age como "louco".

Infelizmente, essa pessoa pode ter tentado tranquilizá-la. A não ser que sejam treinados em psiquiatria, o único contato de muitos profissionais de saúde com o transtorno bipolar é com casos graves de pessoas hospitalizadas, que eles viram no início do treinamento, e seu filho certamente não parece nada com elas. No entanto, fingir que não há nada de errado não ajudará seu filho a obter a assistência de que ele precisa.

Por que médicos e terapeutas não querem falar que minha filha tem transtorno bipolar?

As pessoas que cuidam de sua filha podem hesitar em dar um diagnóstico de transtorno bipolar por medo de estarem errados e estigmatizá-la. Entretanto, a recusa em diagnosticar sua filha pode atrasar o tratamento, privando-a de meses ou anos de vida saudável.

Além disso, acredito que médicos, terapeutas, orientadores e professores algumas vezes se sentem ameaçados quando estão lidando com transtorno bipolar. Ao ver uma menina inteligente, talentosa, adorável, que tem transtorno bipolar, eles podem perceber a facilidade com que essa doença poderia tê-los atingido. Eles podem facilmente imaginar os próprios filhos queridos sendo vítimas daquilo que parece ser uma doença assustadora, e os seus temores pessoais podem afetar a sua perspectiva.

Por que os outros pais ficam tão desconfortáveis quando tomam conhecimento do transtorno bipolar do meu filho?

Eles não querem imaginar que os próprios filhos também poderiam sofrer de um problema como o transtorno bipolar. É mais fácil ignorar, negar, não fazer caso, ridicularizar ou discriminar os problemas da vida do que enfrentá-los. É uma estratégia que muitas pessoas usam, mas não deve haver lugar para ela ao se preocupar com o transtorno bipolar de seu filho.

O que as outras crianças pensam a respeito de meu filho?

Com frequência, os colegas de escola acham os amigos bipolares interessantes, porque sua atitude e seu comportamento parecem muito diferentes. Colegas de escola antissociais e briguentos gostam de crianças bipolares, que podem ser manipuladas para quebrar regras, agir impulsivamente e ser o bode expiatório de seu comportamento ilegal ou inadequado. As crianças más usarão cada oportunidade para descarregar sua raiva e sua insegurança em qualquer criança que pareça um pouco diferente.

Nossa cultura valoriza as qualidades bipolares?

Com todo o estigma relacionado ao transtorno bipolar, é surpreendente o quanto a nossa cultura idolatra os sintomas bipolares. O mau humor e a sensibilidade são admirados em jovens astros de cinema e de televisão, como James Dean. Nossa cultura adula os sintomas maníacos em personagens como James Bond, que trabalha durante a noite, parece nunca ficar cansado, demonstra irritabilidade e agressividade, cria relacionamentos pessoais dramáticos e tem um elevado desejo sexual. Ligue a televisão e você verá esses sintomas retratados como excitantes e atraentes. Essa ambiguidade só torna mais difícil para as crianças bipolares manterem os sintomas sob controle. Nossa cultura oferece pouca ajuda para as crianças com transtorno bipolar.

Você acha que nosso sistema econômico explora as crianças com transtorno bipolar?

Nosso sistema econômico certamente se beneficia do transtorno bipolar. Com frequência, crianças bipolares acreditam nas afirmações infundadas de modismos relacionados à saúde e querem comprar produtos inúteis anunciados na televisão e em revistas para adolescentes. O desejo de que os outros gostem delas ajuda a impulsionar a indústria da moda infantil. A necessidade da criança bipolar de ter o melhor de tudo aumenta as despesas dos pais.

Eu detesto o estigma que meu filho bipolar enfrenta todos os dias. Como podemos nos livrar do estigma?

O estigma obtém seu poder da ignorância e do medo. Use a sua influência, pessoalmente ou pela internet, para corrigir as noções erradas de outras pessoas. Este livro é uma tentativa de penetrar nessa ignorância e nesse medo, contando a história bipolar do jeito que ela é.

Esperança para crianças bipolares

Algumas vezes estamos tão sobrecarregados com os problemas das nossas crianças bipolares que esquecemos as qualidades que as tornam especiais. Em minha experiência, as crianças bipolares têm mais probabilidade de ser criativas e inteligentes, bem como de possuir talento artístico e musical. Muitos presidentes, reis, generais, heróis, músicos famosos, escritores, compositores, pintores, atores, diretores de cinema e líderes religiosos eram bipolares. Agora que o transtorno bipolar está perdendo seu estigma, celebridades, políticos, estrelas da música e outros indivíduos respeitados estão revelando que têm a doença. A maioria dos sintomas desses indivíduos tem sido controlada há anos com tratamento médico correto.

Posso ter esperança com relação ao futuro da minha filha?

Com certeza! Quando o transtorno bipolar dela for tratado com sucesso, sua filha terá uma vida feliz e bem-sucedida. Sessenta por cento das crianças bipolares vão para a faculdade. Com frequência, as crianças bipolares sentem-se atraídas para o setor de entretenimento, em que sua perspectiva especial, criatividade e sensibilidade ajudam-nas a ser escritores, designers, produtores, atores e diretores bem-sucedidos.

O que posso fazer para ajudar outras crianças com transtorno bipolar?

Fale abertamente, relacione-se com outros pais de crianças bipolares, junte-se a grupos de apoio local e on-line e compartilhe seu conhecimento e suas experiências com outros pais de crianças bipolares. Nesse processo, você conseguirá algumas ideias úteis. Associe-se e torne-se membro de organizações em níveis local, nacional e internacional. Escreva, divulgue e exija a conscientização pública da verdade sobre o transtorno bipolar. Junte-se a *lobbies* para tornar os nossos líderes conscientes daquilo que desejamos para as nossas crianças bipolares.

2
Certifique-se de que sua criança receberá o diagnóstico correto

Tradicionalmente, dividimos os sintomas bipolares em depressão e mania, embora a maior parte das crianças apresente uma mistura das duas. Infelizmente, o transtorno bipolar frequentemente não é percebido ou é diagnosticado de forma errada nas crianças. Se pudéssemos olhar dentro da cabeça das crianças e ver onde está o problema, poderíamos diagnosticar corretamente o transtorno bipolar infantil em 100% dos casos. Contudo, até podermos fazer isso, é preciso gastar muito tempo e esforço para nos certificar de que as crianças bipolares obtenham o diagnóstico correto.

Por que você se preocupa tanto com o diagnóstico?

A razão para assegurar que sua criança obtenha o diagnóstico correto é para que ela possa receber o tratamento correto, evitando tratamentos que poderiam ser prejudiciais. O diagnóstico diz ao médico em que parte do sistema nervoso está o problema, quais vias e substâncias químicas cerebrais estão localizadas ali e como podemos fazê-las trabalhar como devem. Com essa informação, o médico pode lhe oferecer a escolha dos tratamentos que funcionarão para sua criança.

O diagnóstico de transtorno bipolar é um diagnóstico médico ou apenas uma descrição de como alguém se sente?

O transtorno bipolar é uma doença. Como uma doença, o transtorno bipolar surge de anomalias específicas no cérebro e em suas substâncias químicas. Por comparação, se dizemos que uma pessoa é ansiosa, estamos apenas descrevendo uma reação geral, sem nenhuma localização específica no cérebro. A ansiedade é apenas um sintoma, não uma doença. A ansiedade pode resultar de muitos tipos de reações fisiológicas, psicológicas, sociais e culturais. Por exemplo, a ansiedade poderia ser um sinal de síndrome do pânico ou de transtorno da ansiedade social, mas também poderia ser uma reação normal a uma situação tensa.

O transtorno bipolar surge de dentro do nosso corpo; ele muda com o tempo, mas sempre é uma parte de nós. Em contrapartida, se dizemos que alguém está desapontado e deprimido, isso é apenas uma reação temporária ao ambiente à sua volta e não uma doença.

O processo de diagnóstico é uma tentativa para descobrir se a doença do transtorno bipolar está ou não presente.

O transtorno bipolar não é diferente em cada criança? Como você pode fazer generalizações?

Não há dúvida de que cada criança é diferente. Tudo que você precisa fazer é ir a um parque ou a um playground e verá que isso é verdade. Contudo, como o transtorno bipolar é causado por células cerebrais específicas e substâncias químicas do cérebro, a doença em si é muito semelhante de criança para criança. Eu gosto de pensar nela assim: se você desse uma grande festa de aniversário e convidasse apenas crianças bipolares, você poderia andar pela festa e ver muitas crianças diferentes. Mas, se você ouvisse as crianças falando ou observasse seu comportamento, descobriria que cada uma delas apresenta sintomas do transtorno bipolar que seriam, na verdade, muito semelhantes. Se conversasse com os pais das crianças bipolares, descobriria que eles enfrentam os mesmos desafios que você enfrenta com sua criança. Assim, embora as crianças sejam realmente diferentes, a doença é a mesma.

Como enfrentar a possibilidade de que alguma coisa pode estar errada com minha filha?

Pode não ser tão ruim quanto você pensa. Saber que o transtorno bipolar está presente lhe dá a oportunidade de tratá-lo, permitindo que sua criança seja feliz e leve uma vida normal. O transtorno bipolar é tratável e não provoca incapacidade ou morte como outras doenças crônicas, como câncer, fibrose cística, epilepsia, poliomielite e defeitos inatos. Eu vejo o diagnóstico do transtorno bipolar como uma oportunidade para sua criança ter a felicidade que ela merece e ser a pessoa que ela é.

Lembre-se de que o processo de descoberta a respeito de sua filha não cria problemas. Entretanto, se descobrirmos quais *são* os problemas, podemos começar a ajudá-la a solucioná-los.

A depressão bipolar e a mania bipolar são transtornos diferentes?

A mania e a depressão bipolares são sintomas do mesmo transtorno. As mesmas células cerebrais bipolares disfuncionais provocam tanto os sintomas da depressão quanto os da mania bipolar, e ambos os tipos de sintomas se resolvem com o tratamento bipolar.

Não sou médico. Como posso ficar mais bem instrumentalizado para ajudar no diagnóstico da minha criança?

Nem sempre você pode ter certeza de que os profissionais que cuidam de sua criança estão familiarizados com o transtorno bipolar ou com seu diagnóstico. É por isso que você encontrará os critérios oficiais de diagnóstico para o transtorno bipolar nas páginas 228-230.

Não acho que meu filho, que está cursando o ensino fundamental, tenha transtorno bipolar. Ele satisfaz os critérios, mas há um bom motivo para cada sintoma.

Em geral, há um bom motivo para os sintomas bipolares. O transtorno bipolar é uma doença relacionada ao estresse e, normalmente, os eventos estressantes precedem os sintomas bipolares. Contudo, mesmo se houver bons motivos para a doença do seu filho, isso não significa que ele deva sofrer desnecessariamente quando o tratamento pode aliviar os sintomas dolorosos dele.

Sintomas da depressão bipolar

Os sintomas provocados pelo transtorno bipolar foram identificados em 1000 a.C. por um médico turco chamado Areteu. Por volta de 1875, o transtorno "maníaco-depressivo" foi reconhecido como uma doença distinta pelos médicos europeus. O dr. Emil Leonhard esclareceu a diferença entre depressão bipolar e depressão maior unipolar nos anos 1950. A depressão maior unipolar é um transtorno diferente, localizado em uma parte distinta do cérebro, associado a diferentes substâncias químicas deste.

O transtorno bipolar em crianças é principalmente depressão ou mania?

Na infância, o transtorno bipolar trata-se principalmente de depressão. Os estudos demonstram que, no decorrer da vida, crianças com transtorno bipolar sentem depressão três vezes mais do que mania. Além disso, muitos especialistas, agora, pensam que a maior parte da depressão em crianças é causada pelo transtorno bipolar.

O que eu poderia observar em meu filho que indicaria depressão bipolar?

Você sabe que é depressão quando seu filho não aprecia as tarefas habituais e evita se envolver em atividades agradáveis e divertidas. Seu filho pode ser excessivamente pessimista, obcecado por pensamentos negativos, sendo incapaz de imaginar que as coisas poderiam melhorar. Ele pode se considerar indesejável, gordo, feio, incapaz, um fracasso, um impostor ou uma farsa. Os pensamentos de suicídio podem estar presentes, com frequência precipitados em eventos decepcionantes ou irritantes.

Que emoções meu filho sente quando está deprimido?

Seu filho depressivo bipolar pode sentir emoções negativas, como tristeza, raiva, ansiedade, tédio, vazio, desesperança, irritabilidade, solidão e pânico ao mesmo tempo, como se elas fossem uma grande emoção. Ele pode ter alguma dificuldade para distinguir os tipos de emoções e simplesmente rotular todas as emoções ruins de depressão, pânico ou ansiedade.

Que sensações físicas minha filha experimenta devido à depressão bipolar?

Sua filha depressiva bipolar pode afirmar que está cansada, não quer fazer nada ou quer dormir o dia inteiro. Ela acha que terminará uma tarefa, mas, quando percebe, o dia acabou e está na hora de ir para a cama.

Muitas crianças bipolares deprimidas têm uma sensação física peculiar, que elas descrevem como "não me sentindo como eu", "sentindo como se alguma coisa estivesse errada" ou "não me sentindo bem com meu corpo". Essas sensações lembram o *jet lag* (fadiga de viagem) em adultos, podendo ser o resultado da incapacidade do corpo de acompanhar a mudança das estações e a duração dos dias durante o ano.

Um diagnóstico oficial de depressão atípica/bipolar

Eu acredito que a depressão bipolar é tão singular que, em geral, pode ser diferenciada de outros tipos de depressão por meio de exame direto, complementado pela informação dos pais e da família. Entretanto, muitos médicos não darão o diagnóstico de depressão bipolar, a não ser que encontrem evidências de episódio maníaco anterior. Poucos médicos ainda acreditam que a depressão bipolar seja igual à depressão maior unipolar.

Como a depressão bipolar seria diagnosticada em meu filho?

Atualmente, não há registro da "depressão bipolar" no manual oficial de diagnósticos médicos. "Lentidão física, com ou sem sono demasiado", é como uma importante autoridade caracteriza a depressão bipolar (ver *Kaplan & Sadock's Comprehensive Textbook of Psychiatry*, capítulo 12).

Em meus anos de observação e tratamento de pacientes bipolares, acredito que o diagnóstico que os psiquiatras conhecem como "depressão atípica" é mais semelhante à depressão bipolar, e diversos estudos confirmam essa semelhança. Entretanto, nem todos os profissionais concordam. Você pode encontrar a definição oficial de depressão atípica no *American Psychiatric Association's Diagnostic and Statistical Manual, Volume IV, Text Revision* (DSM-IV-TR), reproduzida no Apêndice 1. Eu adaptei essa definição de depressão atípica (bipolar) para muitos pacientes, conforme demonstrado a seguir. Lembre-se de que o transtorno bipolar é um distúrbio do cérebro; esses sentimentos, experiências e comportamentos são apenas sinais visíveis da depressão bipolar que usamos para o diagnóstico.

Critérios de diagnóstico
para depressão atípica (depressão bipolar)

As condições A, B, C e D devem ser satisfeitas.

( ) A. A criança está deprimida a maior parte do dia durante duas semanas ou mais.
OU
A criança perdeu o interesse em atividades que costumavam lhe dar prazer.

( ) B. Mesmo quando a criança está deprimida, seu humor pode melhorar por um curto período de tempo.
E

C. Pelo menos duas das seguintes coisas:
   ( ) O apetite da criança aumentou ou houve ganho significativo de peso.
   ( ) A criança quer dormir muito e tem dificuldade para acordar pela manhã.
   ( ) A criança sente fadiga física significativa, o que pode resultar em pouca motivação.
   ( ) A criança tem um padrão duradouro de sentimentos facilmente feridos.
( ) D. Esses sintomas causam problemas em áreas importantes da vida (como escola, família ou amizades).

Outras características que vejo com frequência na depressão bipolar incluem ansiedade, distração, incapacidade para terminar projetos, pensamentos intrusivos, problemas de memória, falta de cuidados com a própria saúde, procrastinação e afastamento social.

Por que você adota os critérios da depressão atípica para a depressão bipolar?

Quando meus pacientes bipolares estão deprimidos, eles descrevem os sintomas agora chamados de depressão atípica, incluindo dormir demasiadamente, ganho de peso e fadiga física com motivação baixa. Seu humor pode melhorar com boas notícias, somente por pouco tempo, e eles têm uma história de vida de sentimentos facilmente feridos. Estatisticamente, estudos da depressão atípica também demonstram semelhança com o transtorno bipolar, incluindo surgimento com pouca idade, maior predominância em meninas, maior número de suicídios e interferência significativa nas atividades. Como em outras fases do transtorno bipolar, a depressão atípica provoca risco mais elevado de abuso de drogas, episódios de pânico e afastamento social.

Como podemos melhorar a precisão do diagnóstico da depressão bipolar do meu filho?

Encontrar outras características bipolares pode melhorar a precisão do diagnóstico. Por exemplo, se seu filho depressivo tem um parente com transtorno bipolar, apresenta sintomas maníacos ou de muita atividade, fica acordado até tarde da noite ou demonstra outras características bipolares que você conhecerá neste livro, isso aumenta as probabilidades de a depressão dele ser bipolar.

O médico disse que meu filho não podia ter depressão bipolar a não ser que tivesse passado por um episódio maníaco. Até que isso ocorra, o médico diz que ele será tratado como se tivesse depressão maior unipolar.

Um estudo demonstrou que 20% das pessoas com depressão bipolar têm o primeiro episódio maníaco mais de seis anos após o início da depressão. Isso é claramente tempo demais para adiar o tratamento em benefício de seu filho. Além disso, muitas crianças com transtorno bipolar apresentam sintomas mistos ou podem jamais apresentar algum sintoma maníaco. A chave para o sucesso no tratamento da depressão bipolar infantil é identificar a doença precocemente e começar o tratamento adequado para o transtorno bipolar.

Se minha filha pré-adolescente não consegue o que quer, fica perturbada como uma criança de três anos. Por quê?

A irritabilidade, a facilidade para se sentir magoado e as reações emocionais imaturas são importantes componentes da depressão bipolar. Sua filha pode ficar perturbada e reagir excessivamente se lhe recusarem alguma coisa que ela deseja, se tiver de tomar decisões súbitas, se lhe derem alimento que ela não gosta ou se vir outras pessoas mexendo nas coisas delas. Essa imaturidade emocional geralmente desaparece com o tratamento adequado.

Por que o meu filho bipolar faz coisas que lhe trazem problemas e que o deixam constrangido?

Com frequência, crianças com depressão bipolar demonstram pouca capacidade de julgamento. Devido ao transtorno bipolar, seu filho tem dificuldade para aprender com os erros passados e planejar o futuro. Ele pode ter dificuldade para reconhecer quando está fazendo alguma coisa que vai lhe trazer problemas.

Por que minha criança com depressão bipolar é tão sensível?

Devido às mudanças fisiológicas produzidas pelo transtorno bipolar (ver capítulo 1), crianças com depressão bipolar, com frequência, são mais sensíveis a estímulos do que outras. Elas muitas vezes sentem desconforto com luzes brilhantes, ruídos altos, temperaturas frias ou muitas coisas acontecendo ao mesmo tempo. As crianças podem parecer sensíveis à mudança das estações e com frequência os problemas bipolares aumentam por volta do fim do inverno e do verão (quando a duração do dia e o horário de verão mudam).

O que há de errado com o sono do meu filho bipolar?

Devido à depressão bipolar, seu filho pode ter dificuldade para se levantar pela manhã e talvez queira ficar na cama ou no sofá durante horas. Seu filho pode ainda se queixar de sonolência, fadiga e lentidão durante o dia. Embora crianças com depressão bipolar possam se sentir sonolentas durante o dia, com frequência, elas têm dificuldade para dormir e podem tentar permanecer acordadas até tarde da noite.

Meu filho com depressão bipolar não parece agir. Os outros pais veem isso?

A depressão bipolar pode interferir na habilidade de seu filho para acordar e se preparar para o dia. Ele pode desenvolver maus hábitos de higiene que interferem na escovação regular dos dentes, em tomar banho ou colocar roupas limpas. Ele pode procrastinar ou passar minutos ou horas sonhando acordado, com o olhar perdido. Ele pode ter problemas para iniciar projetos e, a não ser que você o lembre, pode não estudar, não fazer a lição de casa, não executar suas tarefas nem limpar seu quarto.

Minha criança bipolar não tem motivação e o orientador disse que é devido à autoimagem ruim. O que você acha?

Independentemente da autoimagem, a depressão bipolar torna física e mentalmente difícil iniciar e terminar projetos. As crianças com depressão bipolar, com frequência, desenvolvem hábitos de procrastinação extrema, contando com a energia do fracasso potencial para terminar os seus projetos no último minuto. Parte disso é um efeito físico da depressão bipolar combinado com a dificuldade extra de crianças bipolares com algumas matérias escolares, especialmente matemática. As crianças com depressão bipolar queixam-se que não conseguem se concentrar e que seu corpo parece feito de chumbo.

A propósito, só porque ele consegue se concentrar durante horas em tarefas nas quais ele se destaca (como jogar jogos eletrônicos) não significa que ele está sendo preguiçoso com relação à lição de casa. O estímulo elevado, as imagens, a música e a não linearidade dos videogames atraem as forças que muitas crianças com transtorno bipolar possuem.

Minha filha depressiva parece terrivelmente tímida. Outras crianças com depressão bipolar demonstram isso?

Na depressão bipolar grave, as crianças se escondem em seu quarto, recusam-se a retornar ou fazer telefonemas, ignoram os amigos ou terminam amizades, param de falar com a família e mostram má vontade para participar de atividades sociais, comunitárias ou familiares. Se isso está acontecendo com sua filha, provavelmente irá melhorar com o tratamento adequado.

Crianças com depressão bipolar tendem a ter excesso de peso? Minha criança ganhou peso regularmente nos últimos meses.

Crianças com depressão bipolar podem ganhar peso de forma extraordinária. A depressão bipolar pode fazer sua criança desejar chocolate ou alimentos ricos em amido, provocando ataques de voracidade alimentar. A fadiga diurna da depressão bipolar pode fazê-la passar muito tempo sentada e deitada. Essa é uma receita para ganhar peso. Embora você possa encontrar resistência, minha sugestão é aumentar os exercícios, eliminar o chocolate e diminuir os alimentos ricos em amido.

Minha filha com depressão bipolar sempre teve mudanças de humor súbitas, extremas, de raiva ou choro, à menor provocação. Isso é comum?

Sim, é comum as emoções das crianças bipolares se transformarem subitamente em emoções extremas e continuar assim por minutos ou horas. A depressão bipolar pode levar sua criança a gritar, se enfurecer, ficar fora de controle ou chorar inconsolavelmente.

ATÉ OBSERVAÇÕES CASUAIS PODEM PARECER OFENSIVAS PARA CRIANÇAS COM DEPRESSÃO BIPOLAR

Quando uma criança sofre de depressão bipolar, um simples "bom dia" pode evocar mágoa ou raiva. A depressão bipolar pode levar a criança a encontrar ofensas, insinuações e significados desagradáveis nas coisas mais brandas que você diz e faz.

Você:	"Bom dia!"
Criança com DB:	"O que tem de bom no dia?"
	"Pode parecer bom para você, mas e para mim?"
	"Você está tentando me torturar mostrando como se sente bem e como eu me sinto mal?"
Você:	"Parabéns! Você conseguiu uma nota B na prova de matemática!"
Criança com DB:	"Não me dê parabéns. Foi uma prova fácil."
	"Isso só mostra como eu sou inferior perto das crianças que foram melhor do que eu."
	"Você está tentando me deixar infeliz? Você sempre diz que eu deveria conseguir notas A."
Você:	"Você está legal hoje."
Criança com DB:	"Você precisa dizer isso. Você é minha mãe."
	"Se eu estou tão legal, porque eu não tenho amigos?"
	"Você está brincando comigo?"

Lembre que o problema não é o que você diz. A depressão bipolar do seu filho é o problema. Um melhor tratamento da doença ajudará a solucionar esse problema.

Como posso evitar ferir os sentimentos do meu filho? Não importa o que eu diga, ele encontra alguma coisa que o magoa.

A tendência a ficar facilmente aborrecido, em geral, está presente em segundo plano, até mesmo antes de se desenvolverem sintomas claros da depressão bipolar. Sentimentos facilmente feridos vão melhorar com o tratamento do transtorno bipolar.

Mania bipolar

Gregos e romanos utilizaram a palavra mania pela primeira vez para descrever pessoas agitadas e eufóricas. Atualmente, mania refere-se a experiências mentais, emocionais e físicas que comprometem o estágio ativado do transtorno bipolar. Esses sintomas são chamados de sintomas maníacos e, quando predominam, o distúrbio é chamado de episódio maníaco.

Meu filho parece irritável e zangado, não eufórico. Mesmo assim, ele pode ter mania bipolar?

A irritabilidade e a raiva que seu filho sente são características importantes da mania bipolar. Os médicos aprendem a esperar euforia na mania, mas a irritabilidade sozinha é suficiente para diagnosticá-la. Irritabilidade e ansiedade são muito mais comuns do que euforia em crianças com mania bipolar. Alguns médicos acham que crianças bipolares são mais zangadas do que adultos bipolares, mas eu acho que há muita raiva em todos.

O que os médicos procuram para diagnosticar a mania bipolar?

Há critérios oficiais específicos publicados pela American Psychiatric Association utilizados por médicos para o diagnóstico da mania bipolar em crianças e adultos. Lembre que o transtorno bipolar é um distúrbio do cérebro; esses são apenas comportamentos e experiências que podemos ver e usar para detectar mania bipolar.

Critérios de diagnóstico para mania bipolar

Você pode encontrar a definição oficial de mania bipolar no *American Psychiatric Association´s Diagnostic and Statistical Manual, Vol. IV, Text Revision* (DSM-IV-TR), reproduzido no Apêndice 1. Eu adaptei essa definição para meus pacientes, da seguinte maneira:

( ) A. Sua criança apresenta humor persistentemente irritável, expansivo ou entusiasmado que dura uma semana ou mais.

E

B. Pelo menos três ou quatro dos critérios a seguir (quatro se o humor de sua criança é apenas irritável):

( ) Sua criança tem insônia ou pode se sentir descansada após somente algumas horas de sono.

( ) Sua criança é muito tagarela e, com frequência, interrompe os outros ou não consegue parar de falar.

( ) Os pensamentos de sua criança mudam rapidamente e sua mente parece acelerada.

( ) Sua criança se distrai com facilidade e seus pensamentos e fala se desviam com facilidade.

( ) Sua criança se concentra excessivamente na escola, nas atividades sociais ou sexuais e/ou sente-se agitada ou irritável.

( ) Sua criança toma decisões impulsivas que podem resultar em danos ou punição.

( ) Sua criança tem uma ideia exagerada da própria importância, poder ou necessidade de ser servida (por exemplo, sempre precisando estar certa, tentando controlar ou intimidar a família ou os amigos ou respondendo e brigando com adultos autoritariamente, mesmo quando está errada).

( ) C. Esses sintomas causam problemas em importantes áreas da vida (como escola, família ou amizades).

É muito importante notar que a emoção dominante na mania com frequência é a irritabilidade e a raiva. Muitos profissionais erram no diagnóstico da mania porque pensam que o humor da criança precisa ser eufórico e exultante. Para ter mania não é preciso sorrir, rir, ficar feliz, excitado ou exultante, ou demonstrar qualquer outra emoção alegre. Os sintomas mais comuns em meus pacientes são: raiva, discurso rápido, distração e problemas de sono.

O National Institutes of Mental Health publica uma lista de sintomas maníacos que você pode ler no Apêndice 2.

Como o transtorno bipolar é diagnosticado em crianças e em adultos?

Os critérios oficiais de diagnóstico são os mesmos para crianças e adultos. Embora tenham sido sugeridos critérios e testes específicos para crianças, em minha experiência, os mesmos critérios de diagnóstico indicam episódios maníacos tão bem em crianças quanto em adultos.

Minha filha tem mania bipolar e está sempre em atividade. Isso é comum?

Em casa, com frequência, crianças maníacas são excessivamente ativas e estão sempre em movimento, não conseguindo sentar ou permanecer em uma atividade por mais do que alguns minutos. Sua filha pode iniciar projetos que nunca são terminados e tentar executar diversas tarefas ao mesmo tempo, sem ter sucesso em nenhuma delas. Sua filha pode se sentir entediada e desejar estímulo e atividade a cada minuto, mesmo que isso provoque desconforto ou reações desagradáveis nas pessoas ao redor.

Por que meu filho maníaco bipolar não consegue dormir?

Devido à mania bipolar, o corpo e os pensamentos de seu filho podem estar ativos demais para dormir. Ele pode ficar acordado a noite inteira, levantar cedo pela manhã e ficar "elétrico" o dia todo. Mesmo quando começa a ficar fisicamente cansado, ele pode lutar contra o sono o máximo que puder. Finalmente, isso acaba em exaustão física e mental, e ele pode dormir pesadamente por um dia ou mais. Infelizmente, quando recarregar as baterias, ele pode retornar à sua atividade frenética.

Meu filho bipolar nunca parece pensar antes de agir.

A mania bipolar pode fazer seu filho agir impulsivamente, sem refletir. O discurso impulsivo pode lhe causar problemas na sala de aula por falar sem permissão e interromper o professor. Ele pode parecer indelicado ou indiferente quando diz a primeira coisa que lhe vem à cabeça.

O que acontece quando meu filho com mania bipolar fala? Ele parece falar a mil por hora.

As crianças com mania bipolar frequentemente falam muito depressa, muito alto e em excesso. Seu filho pode falar tão rapidamente que é difícil alguém conseguir falar da mesma forma. Na verdade, ele pode falar tão depressa que se desvia do assunto. Em uma tentativa para completar suas ideias, antes da distração tirá-las da cabeça, ele pode interromper as pessoas, responder por elas e tentar terminar suas frases.

Não é preciso dizer que isso pode fazer as outras pessoas se sentirem ignoradas e menos interessadas em conversar com seu filho no futuro.

As emoções do meu filho parecem instáveis. Elas podem mudar em um instante quando ele está maníaco.

Como na depressão, as emoções maníacas de seu filho bipolar podem mudar rapidamente ao menor sinal de insulto ou constrangimento. Contudo, em lugar de provocar tristeza, a mania pode fazê-lo ficar subitamente irritável, zangado, hostil ou enraivecido. Frequentemente a sequência é indignação, raiva e, então, tristeza e constrangimento. Médicos e outras pessoas estão mais familiarizados com o humor maníaco excessivamente excitado, otimista, exultante, mas geralmente a raiva é a emoção que vejo com maior frequência na mania bipolar.

Domingo, fomos ao enterro da minha irmã e meu filho bipolar ficou rindo. Por quê?

Algumas vezes, a mania bipolar faz crianças sorrirem ou terem ataques de riso que elas não conseguem explicar, podendo ser irritantes ou desconcertantes para os outros. Ajude seu filho a ficar mais consciente de suas expressões faciais, descrevendo delicadamente como ele é visto pelos outros. Então, ele pode tentar adaptar sua expressão facial à situação.

Nossa família não gosta da atitude do nosso filho com mania bipolar. Ele é arrogante e cheio de si.

Nas crianças, a mania bipolar, com frequência, produz opinião acentuadamente narcisista a respeito de si mesmas. A mania bipolar pode levar seu filho a imaginar que ele é extremamente poderoso, incomumente bonito, brilhante, invencível e onipotente. Ele pode discutir qualquer coisa como se fosse um especialista e, independentemente do assunto, pode insistir que está sempre certo. A mania bipolar pode fazer a criança sentir que sempre precisa vencer o jogo e ser o centro das atenções.

O que é hipersociabilidade? Estou preocupada, pois acho que minha filha bipolar pode ter isso.

A mania bipolar pode tornar sua filha excessivamente sociável, passar muito tempo socializando e agindo como se estivesse no palco, com discursos inteligentes ou representações. Ela pode se aproximar de estranhos como se fossem amigos, conversar com pessoas em locais públicos e colocar-se em risco em situações sociais perigosas. Assim como a hipersociabilidade é encontrada na mania bipolar, a evitação social é frequentemente vista na depressão bipolar, e ambas podem ser vistas quando os sintomas maníacos e depressivos estão mesclados.

Por que minha filha maníaca bipolar é tão desorganizada?

Como resultado de pensamentos mal organizados, a vida e as coisas de sua filha provavelmente são uma bagunça. Sua filha pode ter um quarto bagunçado, armários desarrumados, mochila desorganizada e letra complicada. Crianças maníacas têm vida desordenada.

Minha filha parece estar amadurecendo muito cedo. Ela já está falando sobre meninos.

Infelizmente para nós, adultos, a mania bipolar pode causar aumento anormal do impulso sexual, mesmo em crianças pequenas. Com a impulsividade e a incapacidade de pensar antes de agir, sua filha pode acabar tendo relações perturbadoras e destrutivas com amigos e amigas. Você precisa ficar atenta aos "amigos" que podem tentar se aproveitar da sexualidade de sua filha. O comportamento sexual inadequado pode arruinar reputações, e o impulso sexual aumentado, sem a maturidade para tomar decisões seguras e responsáveis, pode resultar em doenças sexualmente transmissíveis e gravidez não desejada.

E a hipomania? Minha filha é hipomaníaca?

Oficialmente, crianças podem ser chamadas de hipomaníacas quando apresentam características da mania, porém, com sintomas rápidos e que não interferem nas atividades normais. Entretanto, raramente vejo alguém com sintomas maníacos bipolares que não interferem significativamente na escola, na família e/ou nas atividades sociais. Mesmo assim, conheço alguns profissionais que preferem o termo hipomania porque acham que ele soa menos ameaçador e definitivo do que mania.

Ciclo bipolar

Ciclo bipolar é uma mudança clara, no decorrer do ano, entre maníaco bipolar, depressivo bipolar e/ou estados normais. No início do transtorno bipolar em adultos, os ciclos começam uma vez por ano, ou em anos alternados, e em geral aumentam para dois ou mais ciclos por ano. Quando há poucos ciclos por ano, com frequência, eles ocorrem no fim do inverno e do verão. Muitos médicos acham que os ciclos são causados por mudanças na duração do dia no decorrer do ano, interferindo nos ritmos biológicos do corpo.

Por que é bom para minha criança bipolar descobrir se a sua doença tem um ciclo?

É tranquilizador começar a ver quando o transtorno bipolar está influenciando sua criança. Além disso, se você puder prever as mudanças da doença, isso pode realmente ajudar seu filho bipolar a ficar bem, ajudando também você e sua família a lidar com o transtorno bipolar. Por exemplo, se soubéssemos que Tom começaria a dormir tarde na próxima semana, poderíamos nos preparar para fazê-lo dormir mais cedo tirando-o da cama pela manhã. Se soubéssemos que Sally iria ter explosões de raiva na próxima semana, poderíamos fazer uma visita extra ao médico e ao terapeuta para evitar isso antes de se tornar um problema.

Por que alguns padrões do transtorno bipolar são chamados de Tipo I, Tipo II ou Tipo III?

O Tipo I é usado para indicar o transtorno bipolar clássico, com ciclos depressivo bipolar e maníaco bipolar puros durante o ano. O Tipo II é usado para indicar indivíduos que apresentam principalmente sintomas depressivos durante o ano, com apenas um ou mais ciclos maníacos ou hipomaníacos rápidos. Sugeriu-se que o Tipo II responde melhor aos estabilizadores do humor anticonvulsivos (ver capítulo 5). O Tipo III é usado para indicar indivíduos cujos sintomas bipolares maníacos foram despertados por antidepressivo.

Minha filha não alterna entre depressão e mania. Ela ainda pode ter um ciclo?

Em minha experiência, a maior parte das crianças com transtorno bipolar não apresenta ciclos claros entre depressão e mania. No entanto, os sintomas de sua filha poderiam piorar em algumas épocas do ano e melhorar em outras.

Faz dois meses que meu filho teve um episódio bipolar. Ele está bem agora?

Não. Embora seu filho não apresente sintomas agora, ele pode estar no meio de um ciclo. Ele pode parecer bem entre os episódios, mas seu transtorno bipolar ainda está ativo e, em geral, um exame mais detalhado revelará sintomas bipolares residuais, como falta de atenção e pouca habilidade para solucionar problemas.

O terapeuta disse que Ruthie teve um "ciclo rápido". O que é isso?

Usado corretamente, o termo "ciclo rápido" refere-se a pessoas que apresentam mais de dois ciclos por ano. Geralmente, os ciclos clássicos são de um mês ou mais de sintomas depressivos bipolares ou maníacos bipolares puros. Contudo, esse termo começou a ser usado incorretamente para se referir a um indivíduo que apresenta mudanças emocionais extremas no decorrer de um dia, em geral, de calmo para zangado, feliz para triste ou tranquilo para excitado durante minutos ou horas. Nós esperamos que sua filha bipolar apresente essas mudanças diárias de humor, e elas não são uma condição especial que necessita de tratamento específico. Eu simplesmente as chamo de "mudanças diárias de humor". Além disso, essas mudanças não são parte do diagnóstico oficial do transtorno bipolar e não comprovam ou contestam sua existência. Elas são observadas no transtorno de personalidade *borderline*, no transtorno de personalidade narcisista, no transtorno do controle de impulsos, em transtorno explosivo intermitente e outras condições não relacionadas ao transtorno bipolar que exigem diferentes tipos de tratamento.

Como podemos prever o que nossos gêmeos bipolares farão no próximo mês?

Nós podemos descobrir se seus gêmeos têm ciclos e o que esses ciclos representam usando a Tabela de Eventos (ver páginas 39-40). Primeiramente, remova cuidadosamente a Tabela de Eventos do livro e faça algumas cópias. Então, com sua esposa, filhos e outros membros da família, marquem todas as mudanças importantes na vida de cada um dos gêmeos bipolares que você consegue se lembrar. Marque os meses com problemas com *D* para depressão, *M* para mania, *X* pra sintomas mistos de mania e depressão e *Z* para outros problemas. Quando a tabela estiver preenchida, examine-a e veja se consegue encontrar padrões anuais. Verifique se a depressão ou a mania tornam-se problemáticas nos mesmos meses de cada ano. Verifique se eventos externos aparentemente não relacionados coincidem ou antecedem episódios bipolares. Se houver um padrão, então você poderá utilizá-lo para se preparar para épocas problemáticas e tentar evitá-las antecipadamente.

Qual a utilidade da Tabela de Eventos?

É muito útil se você puder encontrar padrões na doença de sua criança. Contudo, ela é mais útil em crianças maiores e adolescentes, porque crianças muito pequenas não têm muitos anos para serem comparados. Além disso, a Tabela de Eventos não pode diferenciar entre mudanças anuais decorrentes do transtorno bipolar e mudanças decorrentes do ano escolar, férias, atividades de verão e outras. Apesar disso, ela será útil para que toda a família possa compreender melhor o curso da doença de sua criança.

Transtorno bipolar misto

Além da depressão bipolar pura e da mania bipolar pura, há um terceiro tipo de transtorno bipolar em que os estados depressivo e maníaco estão presentes ao mesmo tempo. Essa condição é chamada de transtorno bipolar misto. Um dos pioneiros da psiquiatria moderna, Emile Kraepelin, descreveu o transtorno bipolar misto na Europa em 1921. Nas duas últimas décadas, houve pouco interesse no transtorno bipolar misto, que era considerado incomum. Contudo, estudos recentes indicam que 45% dos adultos bipolares têm transtorno bipolar misto, e a maioria de adolescentes bipolares tem o tipo misto. Em minha opinião, a maior parte do transtorno bipolar em crianças e adolescentes é o transtorno bipolar misto.

A Tabela de Eventos pode ser muito útil para determinar se e quando ocorrem os ciclos de sua criança. Preencha essa folha de trabalho ano a ano, registrando os meses em que sua criança teve problemas ou pareceu diferente do habitual. Marque *D* em quaisquer meses em que sua criança estava depressiva, *M* em quaisquer meses em que sua criança estava maníaca, e *X* em qualquer mês em que sua criança apresentou sintomas mistos de depressão e mania. Sempre que sua criança tiver um problema significativo na escola, com a família ou com amigos, marque esse mês com um *Z*, mesmo quando parece não haver nenhuma ligação com o transtorno bipolar.

Tabela de Eventos

Ano	Jan.	Fev.	Mar.	Abr.	Maio	Jun.	Jul.	Ago.	Set.	Out.	Nov.	Dez.
2015												
2014												
2013												
2012												
2011												
2010												
2009												
2008												
2007												
2006												
2005												
2004												
2003												

(continua)

Ano	Jan.	Fev.	Mar.	Abr.	Maio	Jun.	Jul.	Ago.	Set.	Out.	Nov.	Dez.
2002												
2001												
2000												
1999												
1998												
1997												
1996												
1995												
1994												
1993												
1992												
1991												
1990												

Tom parece ter sintomas de depressão bipolar e mania bipolar ao mesmo tempo. Como é seu ciclo?

Crianças com transtorno bipolar misto, em geral, não apresentam ciclos claros. Contudo, sintomas bipolares mistos podem piorar de maneira previsível em determinadas épocas do ano. Por exemplo, eu tratei uma adolescente bipolar que apresentava sintomas mistos o ano inteiro e não tinha um ciclo. Entretanto, geralmente ela ficava deprimida em janeiro e, na última semana de junho de cada ano, ela desenvolvia episódios inexplicáveis de raiva, gritando e atirando coisas nos membros da família. Essas épocas eram os pontos baixos e altos de seu ciclo subjacente.

Diagnóstico equivocado

Atualmente, o diagnóstico equivocado é um dos maiores desafios no tratamento do transtorno bipolar. Estudos mostram que o transtorno bipolar não é percebido ou é diagnosticado erroneamente em cerca de 70% dos casos. Um quarto das crianças que sofrem de transtorno bipolar espera dez anos ou mais para obter o diagnóstico correto. Por mais estranho que pareça, eu não acredito que o transtorno bipolar seja tão difícil de ser diagnosticado quando se usam os critérios oficiais de diagnóstico. Pelo contrário, acho que médicos e outros profissionais apenas não pensam no diagnóstico bipolar em crianças e, portanto, não o enxergam quando ele existe. Ao contrário, eles esperam ver outras doenças comuns, como ansiedade e Transtorno de Déficit de Atenção com Hiperatividade (TDAH), e assim eles veem essas doenças em vez do transtorno bipolar.

Um estudo demonstrou que a maioria das pessoas com transtorno bipolar recebia diagnóstico errado três ou quatro vezes antes que o transtorno bipolar fosse corretamente identificado. Naturalmente, se o transtorno bipolar não é diagnosticado, ele não pode ser tratado. Se sua criança receber um diagnóstico errado, provavelmente receberá um tratamento incorreto que não ajudará, podendo prejudicá-la.

Depressão maior unipolar

A depressão maior unipolar é uma doença completamente diferente, com sintomas diferentes, originada em diferentes locais do cérebro e que afeta diferentes células e substâncias químicas do cérebro. Entretanto, estudos demonstram que 40% das crianças depressivas bipolares são inicialmente diagnosticadas erroneamente com depressão maior unipolar e que mais de 50% das crianças hospitalizadas devido à depressão maior unipolar tinham depressão bipolar.

Além disso, esses números registram apenas as crianças que finalmente obtiveram o diagnóstico correto, não incluindo todas que sumiram quando os pais descobriram que o tratamento para a depressão maior unipolar não era útil. Acredito que estamos subestimando excessivamente a quantidade de transtorno bipolar na infância. Noventa por cento das crianças clinicamente depressivas têm depressão bipolar, não depressão maior unipolar.

O médico deu ao nosso filho um diagnóstico de depressão maior unipolar, não de transtorno bipolar. Como posso ter certeza de que o diagnóstico está correto?

Se seu filho tem depressão bipolar em vez de depressão maior unipolar, os sintomas provavelmente começaram em tenra idade. Ele pode ter características bipolares na fala (por exemplo, discurso rápido e alto, interrompendo os outros) e pensamentos acelerados. Provavelmente ele é distraído e tem problemas de memória. Seu filho pode dormir demais ou tender a ser obsessivo quando está deprimido. Se um parente consanguíneo é bipolar, então o diagnóstico de transtorno bipolar deve ser considerado.

É arriscado dar antidepressivos a qualquer criança depressiva que possa ter transtorno bipolar, porque eles podem agravar permanentemente sua condição.

Que problemas podem surgir se minha filha receber um diagnóstico equivocado de depressão maior unipolar e tomar antidepressivos?

Os antidepressivos são adequados para tratamento da depressão maior unipolar, não para depressão bipolar. Eles funcionam aumentando substâncias químicas do cérebro, como adrenalina e dopamina, que tentamos controlar no transtorno bipolar. Os antidepressivos podem levar crianças com depressão bipolar a se tornarem maníacas, mais depressivas, instáveis ou psicóticas. Pior do que isso, há boas evidências de que os antidepressivos podem agravar permanentemente o transtorno bipolar de sua filha, com aumento dos sintomas e da deterioração com a idade e diminuição do efeito de medicamentos para a depressão bipolar. Não há motivo para correr o risco de prejudicar sua filha dando-lhe antidepressivos, porque os medicamentos adequados (estabilizadores do humor) cuidam da origem da depressão bipolar, tratando as células cerebrais bipolares disfuncionais que a causam.

Transtorno de Déficit de Atenção com Hiperatividade (TDAH)

Uma pesquisa demonstrou que 25% das crianças diagnosticadas com TDAH tinham transtorno bipolar. Tecnicamente, uma criança não pode receber diagnóstico de TDAH se os sintomas forem mais responsáveis por um transtorno de humor, como o transtorno bipolar.

É difícil diferenciar TDAH de transtorno bipolar porque ambos interferem na atenção das crianças. Em ambas as condições, as crianças prestam pouca atenção aos detalhes, esquecem instruções, não terminam a lição de casa, têm dificuldade com organização e perdem tarefas escolares e materiais de estudo. As duas condições levam as crianças a serem hiperativas, inquietas, a gritar, responder impulsivamente, perturbar os outros e ter dificuldade para esperar sua vez.

Entretanto, *podemos* diferenciar TDAH de transtorno bipolar porque o TDAH não dará à sua criança outros sintomas bipolares, como fala rápida, insistente, insônia ou grandiosidade. Os critérios de diagnóstico do DSM deixam isso muito claro. Se sua criança satisfaz os critérios para mania bipolar (ver páginas 32-33), e eles são os responsáveis pelos sintomas, então ela tem transtorno bipolar, não TDAH ou ambos.

Diga de que maneira nós, pais, podemos diferenciar TDAH de transtorno bipolar em nosso filho.

Se seu filho tiver depressão bipolar, ele terá perdido o interesse em atividades agradáveis. Provavelmente, ele está cansado, ganhou peso e dorme demais. Esses não são sintomas para o diagnóstico de TDAH.

Se seu filho tiver mania bipolar, ele pode experimentar episódios de irritabilidade ou euforia. É provável que fale demais e tenha pensamentos acelerados, fixação em assuntos escolares ou pessoais, autoestima inflada, elevado impulso sexual, senso exacerbado de importância e poder e expectativa de que os outros devem lhe dar o que ele quer. Embora esses sintomas individuais possam surgir em muitas crianças, o padrão geral é característico de transtorno bipolar, não de TDAH.

Crianças com TDAH em geral não têm parentes com transtorno bipolar, mas o oposto com frequência é verdadeiro. Se seu filho recebeu o diagnóstico de TDAH e tem esses sintomas bipolares, ele deve ser avaliado para ver se tem transtorno bipolar em vez de TDAH.

O orientador deu testes ao nosso filho para diagnosticar TDAH. Esses testes servem também para o transtorno bipolar?

A maioria dos testes para TDAH avalia componentes gerais de falta de atenção. Eles não são projetados para determinar presença ou ausência de transtorno bipolar e não diferenciam transtorno bipolar e TDAH. O transtorno bipolar provoca distração, que pode fazer seu filho ter um mau desempenho nos testes para TDAH.

Por que nos preocupamos em saber se é TDAH ou transtorno bipolar? Eu não gosto de rotular minha filha.

Nós nos preocupamos com o diagnóstico para poder dar a sua filha o tratamento correto. Alguns dos tratamentos para TDAH, como a atomoxetina (Strattera), podem agravar permanentemente o transtorno bipolar de sua filha. Para dar a ela o tratamento correto, precisamos saber o que estamos tratando. O transtorno bipolar e o TDAH estão localizados em diferentes partes do cérebro e estão associados a diferentes células e a diferentes substâncias químicas cerebrais.

Existem medicamentos que tratam tanto TDAH quanto transtorno bipolar?

A clonidina (Catapres) proporciona algum tratamento para ambos (ver capítulo 5).

Transtorno do espectro do autismo

Se sua criança é sociável, expansiva, tagarela, capaz de manter distância social adequada e de se envolver em atividades criativas, é improvável que ela seja autista. Crianças autistas, em geral, não apresentam esse padrão de consciência social.

Infelizmente, crianças depressivas bipolares muitas vezes são retraídas, o que dificulta a diferenciação das crianças com autismo. O problema surge quando o diagnosticador atribui peso extra à formação insatisfatória de relacionamentos sociais com colegas. As amizades e a interação social geralmente são insatisfatórias no autismo, mas as interações sociais insatisfatórias também são o caminho final comum para a depressão bipolar, a depressão maior unipolar, as doenças físicas, a saúde familiar insatisfatória e muitos outros fatores de estresse na infância.

Minha filha pode ter síndrome de Asperger e transtorno bipolar?

Muitas crianças que me procuraram com diagnóstico de síndrome de Asperger na realidade tinham transtorno bipolar e responderam bem aos medicamentos. Eu nunca vi as duas condições ocorrerem juntas.

Transtornos de ansiedade

A maior parte das crianças bipolares sente alguns sintomas de ansiedade, como pensamentos recorrentes e intrusivos de preocupação, e sintomas físicos, como agitação, irritação e sensação de "sobressalto". Durante a vida, 56% das crianças bipolares experimentarão sintomas tão graves a ponto de causar problemas no desempenho escolar, na vida familiar e/ou nos relacionamentos sociais. Seria errado diagnosticar sua ansiedade como *transtorno de ansiedade* separado, porque a ansiedade é causada pelo transtorno bipolar, sendo aliviada quando este transtorno é tratado.

Como posso ter certeza de que minha filha não tem transtorno de ansiedade e sim transtorno bipolar?

Se sua filha sofre de depressão bipolar, provavelmente ela se sente deprimida, quer dormir demais e experimenta um cansaço físico e mental paralisante, além da ansiedade. Se sua filha tem mania bipolar, é possível que ela apresente humores expansivos ou zangados, fala rápida, pensamentos acelerados, pouca capacidade de tomar decisões, tendências obsessivas e/ou senso inflado de autoestima, além da ansiedade. Se ela é bipolar, provavelmente há histórico de transtorno bipolar na família. Nenhum desses sintomas bipolares faz parte dos critérios de diagnóstico para transtornos de ansiedade, como transtorno do pânico, transtorno de ansiedade generalizada, transtorno obsessivo-compulsivo ou transtorno do estresse pós-traumático. Se você estivesse em uma sala cheia de crianças com esses transtornos, elas não a fariam lembrar-se de sua filha.

Por que o médico da sala de emergência achou que nosso filho tinha síndrome do pânico em vez de transtorno bipolar?

Se seu filho bipolar estava estressado, pode ter apresentado sintomas de pânico, como frequência cardíaca acelerada, sudorese, falta de ar, dor no peito, náusea, tontura, calafrios, ondas de calor, dormência ou formigamento, que poderiam ter feito o médico da sala de emergência pensar em síndrome do pânico. Se seu filho bipolar apresenta episódio de ansiedade que dura horas ou dias, provavelmente esse não é um ataque de pânico. A ansiedade de seu filho bipolar irá melhorar quando ele receber o medicamento adequado. Contudo, os antidepressivos e calmantes receitados para crianças com síndrome do pânico não são adequados para o transtorno bipolar de seu filho.

Minha criança é tímida. Ela pode ter transtorno de personalidade esquiva ou fobia social?

A maior parte das crianças bipolares demonstra timidez em algum momento da sua vida. Contudo, se uma criança bipolar procura um profissional, queixando-se apenas de timidez severa, o transtorno bipolar pode passar despercebido.

Ouvi dizer que existe um transtorno de ansiedade generalizada que parece combinar exatamente com os sintomas do meu filho. Procurei um médico e ele concordou.

Esse transtorno pode ser confundido com o transtorno bipolar?

Transtorno de ansiedade generalizada ou transtorno de hiperansiedade na infância é um conjunto de sintomas de ansiedade comum, incluindo inquietação, fadiga, problemas de concentração, irritabilidade, tensão muscular e distúrbios do sono. Toda criança bipolar que atendi tinha um ou mais desses sintomas. Entretanto, o transtorno de ansiedade generalizada não é acompanhado de sintomas bipolares ou histórico familiar de bipolaridade. O diagnóstico oficial de transtorno bipolar tem precedência sobre o de transtorno de hiperansiedade, portanto, se seu filho apresenta sintomas bipolares, provavelmente ele tem transtorno bipolar.

Li um livro sobre personalidade *borderline* que parecia exatamente como a da minha filha. Ela tem personalidade *borderline* em vez de transtorno bipolar?

Ocasionalmente, um adolescente bipolar vem ao meu consultório com um diagnóstico de transtorno de personalidade *borderline*. As descrições de pacientes que sofrem desse transtorno nos manuais são um pouco semelhantes a alguns indivíduos bipolares, e os testes psicológicos de indivíduos bipolares algumas vezes mostram características do transtorno de personalidade *borderline* e outros. Um médico sem experiência com pacientes *borderline* e bipolares pode achar a distinção confusa. Apesar disso, se sua filha satisfaz os critérios de diagnóstico do transtorno bipolar apresentados neste capítulo, provavelmente ela tem transtorno bipolar, não transtorno de personalidade *borderline*.

O transtorno de personalidade *borderline* é uma condição permanente de relacionamentos, humores e autoimagem instáveis, que inclui mudanças de humor rápidas e de pouca duração, tristeza intensa ou ansiedade, demonstrações de raiva intensa e atos impulsivos, incluindo abuso de drogas, imprudência no trânsito e indiscrições sexuais. Diferentemente do transtorno bipolar, o transtorno de personalidade *borderline* também é caracterizado por tentativas de suicídio recorrentes e/ou autolesão, reações extremas à percepção de abandono e sensações constantes de vazio. Os exames neuropsicológicos mostram déficits cognitivos no transtorno de personalidade *borderline* que não são compartilhados no transtorno bipolar. Além disso, depois que crianças bipolares são tratadas com sucesso, em geral, os testes psicológicos mostram que pouco ou nenhum sinal de transtorno de personalidade persiste.

Em geral, tento reservar o diagnóstico de transtorno de personalidade *borderline* para indivíduos com mais dezoito anos que nitidamente não têm transtorno bipolar. Se houver qualquer dúvida, são tentados estabilizadores do humor antes do diagnóstico de personalidade *borderline*.

Esquizofrenia

Um dos eventos que despertou o meu interesse no transtorno bipolar foi uma experiência de trabalho em uma clínica com um inteligente assistente social. Nós percebemos que na população de "esquizofrênicos" diagnosticados há muito tempo e que veio à nossa clínica, a maior parte realmente tinha transtorno bipolar que nunca fora adequadamente tratado. Quando esses indivíduos receberam os medicamentos corretos para transtorno bipolar, a "esquizofrenia" permanente desapareceu.

O transtorno bipolar da minha filha poderia ser confundido com esquizofrenia?

Se sua filha bipolar é psicótica, poderia ser erroneamente diagnosticada com esquizofrenia. Isso é um problema, porque os medicamentos antipsicóticos, em geral receitados para esquizofrenia, podem não curar o transtorno bipolar. Além disso, alguns médicos e terapeutas ouviram dizer que crianças esquizofrênicas nunca agirão normalmente e, portanto, podem desistir do tratamento de sua filha e não buscar recuperação total.

Meu filho está ouvindo vozes e pensando que todos querem pegá-lo. Isso não é esquizofrenia?

Muitos médicos automaticamente pensam em esquizofrenia quando ouvem falar de alucinações ou crenças ilusórias. Entretanto, as alucinações e as crenças ilusórias também são comuns no transtorno bipolar psicótico. É difícil ter certeza quando as crianças estão muito doentes, mas eu suspeitaria de transtorno bipolar se seu filho fala muito, diz aos outros o que fazer, tem crenças religiosas extremas ou é brilhante, criativo, encantador ou espalhafatoso. Eu suspeitaria de transtorno bipolar se ele tem alucinações ou ilusões visuais que mostram que ele é uma pessoa muito importante, especial.

O que eu faço se achar que o diagnóstico da minha filha está errado?

A melhor coisa a fazer é obter uma segunda opinião de um médico especialista em transtorno bipolar. Falarei mais sobre isso no capítulo 3.

3
Como encontrar o médico certo para sua criança

Você precisa de um médico em quem possa confiar e trabalhar a fim de obter o tratamento correto para sua criança bipolar. O ideal é que vocês três conversem, aprendendo e tomando decisões, juntos, sobre o transtorno bipolar.

Finalmente, você deve considerar o médico como um educador e um recurso na sua educação relacionada ao transtorno bipolar. Seu médico precisa usar cada minuto disponível para ensinar a você e sua criança sobre o transtorno bipolar. Isso significa que você precisa encontrar um médico bem informado e disposto a dedicar algum tempo a compartilhar o seu conhecimento.

O pediatra ou o clínico geral podem cuidar bem do transtorno bipolar da minha criança?

Você precisa descobrir se o médico pode ou não. Pergunte. Se o médico prefere não tratar o transtorno bipolar, não tem experiência com o tratamento, não consegue responder às suas perguntas ou não tem tempo para conversar, então você precisa encontrar um especialista.

O clínico geral ou o pediatra têm treinamento em transtorno bipolar?

Embora o clínico geral ou o pediatra tenham recebido treinamento em psiquiatria na faculdade de Medicina, a maioria prefere deixar o atendimento complexo do transtorno bipolar para os especialistas em psiquiatria. É apenas uma questão de números. Quando você trata milhares de pacientes com transtorno bipolar, fica familiarizado com os detalhes do tratamento e compreende o que funciona e o que não funciona.

Como dizer ao pediatra que eu quero que um psiquiatra veja minha criança bipolar?

Apenas pergunte se ele pode encaminhá-lo a um psiquiatra. Acredito que seu pediatra ficará feliz se você quiser pedir a ajuda de um especialista. O tratamento do transtorno bipolar é uma tarefa desafiadora, na melhor das hipóteses.

Quem está capacitado para dizer se minha criança tem transtorno bipolar?

Eu recomendo que você encontre um psiquiatra especializado em transtorno bipolar. Se não houver nenhum em sua região, verifique com os psiquiatras disponíveis para descobrir aqueles que estão interessados e bem informados a respeito do transtorno bipolar. Se não houver nenhum disponível, talvez você precise sair de sua comunidade e procurar um hospital universitário ou uma cidade maior para encontrar o médico que possa fazer a melhor avaliação de sua criança.

Que médicos recebem mais treinamento com relação a medicamentos para o transtorno bipolar?

Os psiquiatras recebem o melhor treinamento com relação a medicamentos para o transtorno bipolar. Com frequência, os psiquiatras mais jovens conhecem mais a bioquímica da doença, enquanto os mais velhos têm a experiência necessária para tratar o transtorno bipolar. Certifique-se de que o psiquiatra escolhido tenha um pouco dos dois atributos.

Minha filha deve consultar um psiquiatra infantil ou um psiquiatra geral?

Eu já ouvi argumentos contra e a favor de ambos. Os psiquiatras infantis e de adolescentes são os médicos com mais treinamento no tratamento de crianças, particularmente crianças pequenas. Infelizmente, em algumas regiões, há poucos psiquiatras da infância e adolescência.

Os psiquiatras gerais especializados em transtorno bipolar podem ter visto mais casos de transtorno bipolar, estando mais familiarizados com seu processo. Muitos psiquiatras têm um interesse especial na psicofarmacologia e buscaram obter maior conhecimento sobre medicamentos. No final, trata-se de saber quem é o médico mais qualificado na sua região e o quanto ele está interessado em fornecer informações e tratar o transtorno bipolar de sua criança.

Quanto tempo é suficiente para meu filho e eu ficarmos com o médico?

Eu vejo pais e crianças durante cinquenta minutos a cada consulta. Isso proporciona tempo suficiente para avaliar a criança, compartilhar informações importantes, ensinar a respeito do transtorno bipolar e discutir as decisões que precisamos tomar juntos. No final, você e seu filho devem tomar as decisões a respeito do tratamento. Você estará envolvido nessa questão durante um longo período e terá de lidar com muitos médicos no decurso de sua vida. Vocês precisam aprender o suficiente agora para que possam comandar o barco.

Diversos tipos de médicos tratam transtorno bipolar

Para escolher o médico certo para sua criança, você precisa conhecer as diferenças entre os tipos de médicos que oferecem esse tratamento.

O que é um psiquiatra? Ele é um médico ou um psicoterapeuta?

Um psiquiatra geral é um médico graduado com treinamento especializado em medicamentos e psicoterapia. Os psiquiatras também podem escolher outros treinamentos psiquiátricos especializados, como residente-chefe e/ou membro em um programa de treinamento psiquiátrico em hospital universitário ou em um programa de especialização em outra área, como psiquiatria na adolescência ou psicofarmacologia. Os psiquiatras gerais recebem treinamento extensivo nas causas, biologia, psicologia, fisiologia e medicamentos para o transtorno bipolar. Eles podem oferecer medicamentos, psicoterapia ou ambos. Com frequência, os psiquiatras são mais caros do que outros profissionais da saúde mental.

Quanto os psiquiatras gerais sabem a respeito do transtorno bipolar?

Em geral, os psiquiatras têm muito treinamento no transtorno bipolar. Eles podem ter visto muitos casos de transtorno bipolar, estando especialmente familiarizados com os medicamentos e as psicoterapias especiais úteis para o tratamento do transtorno bipolar. Alguns deles se especializam nesse tratamento.

Existem psiquiatras infantis? O que eles fazem?

Os psiquiatras de crianças e adolescentes recebem treinamento em psiquiatria geral e depois completam um programa adicional de dois anos no tratamento de crianças com problemas mentais e emocionais. Eles são especialistas em doenças mentais na infância. Os psiquiatras de crianças e adolescentes dedicam sua carreira ao tratamento de crianças, especialmente as pequenas, e estão familiarizados com os transtornos mentais especiais da infância, incluindo transtorno geral do desenvolvimento, autismo e transtorno de hiperansiedade da infância. Há relativamente poucos psiquiatras de crianças e adolescentes em comparação com a grande demanda. Com frequência, os psiquiatras de crianças e adolescentes cobram mais do que os outros psiquiatras.

Neste livro, quando digo "psiquiatra", parto do princípio de que você sabe que ele pode ser um psiquiatra geral ou um psiquiatra de crianças e adolescentes.

Ouvi falar de um psicofarmacologista psiquiátrico com consultas limitadas. O que é isso?

Um psicofarmacologista psiquiátrico é um psiquiatra especializado na prescrição de medicamentos para distúrbios psiquiátricos. Ele pode ser formado em um programa de treinamento psiquiátrico que enfatiza o conhecimento de medicamentos e pode ter obtido conhecimento e treinamento extra na utilização de medicamentos psiquiátricos. Muitos não oferecem psicoterapia.

Os psiquiatras são os únicos médicos que tratam o transtorno bipolar?

Os pediatras e clínicos gerais recebem treinamento no tratamento de distúrbios psiquiátricos, inclusive transtorno bipolar. Esses médicos podem ter muita prática no tratamento da depressão maior unipolar, mas a maior parte dos que conheço prefere encaminhar o transtorno bipolar para outros psiquiatras.

Como encontrar um bom médico na sua região

Felizmente, há muitos bons médicos com conhecimento e experiência no tratamento do transtorno bipolar que podem ajudar sua criança. Infelizmente, não há psiquiatras em todo o país, mas acredito que você possa encontrar um médico para ajudar sua criança. Para localizar um bom psiquiatra, peça ao seu atual clínico geral, pediatra ou qualquer outro médico em quem você confie, para recomendar um psiquiatra com quem tenha trabalhado. Pergunte aos amigos e parentes com crianças em tratamento se eles gostam do psiquiatra dos filhos deles. Procure grupos de apoio na internet, em que você terá oportunidade de interagir com psiquiatras e ouvir outros pais discutir o que eles gostam ou não em seus médicos.

HABILIDADES A SEREM BUSCADAS NA ESCOLHA DE UM MÉDICO PARA SUA CRIANÇA BIPOLAR

- Seu médico deve ser um bom *diagnosticador*. O médico precisa conhecer os critérios de diagnóstico para transtorno bipolar e outros distúrbios, sendo capaz de aplicá-los objetivamente. Os diagnósticos feitos pelas primeiras impressões ou intuições não são úteis para sua criança bipolar.
- Seu médico deve ter boa *experiência clínica*, que só pode ser adquirida diagnosticando e tratando com sucesso centenas de crianças que sofrem de transtorno bipolar.
- Seu médico deve ser um bom *médico e curador* no sentido mais amplo da palavra. Ele deve ser capaz de dar a você e a sua criança tranquilidade, inspiração e desejo de fazer o que for necessário para manter sua criança saudável.
- Seu médico deve ser um bom *farmacologista* que consulta a literatura médica e tem muita experiência no tratamento de crianças bipolares com medicamentos. Ele precisa saber mais do que está nos manuais.
- Quer você peça ou não ao seu psiquiatra para fazer psicoterapia em sua criança, ele deve ser um exímio *psicoterapeuta*, com conhecimento e treinamento em terapias comprovadas (ver capítulo 6), para compreender a constituição psicológica de sua criança, desenvolver boa comunicação, ajudar a tranquilizar os medos de sua criança, auxiliando vocês dois a ter a melhor atitude para a saúde e a felicidade da sua criança.

- Seu médico deve ser um *internista* suficientemente bom para estar consciente da saúde física interna de sua criança e saber quando encaminhar os problemas para pediatra, clínico geral ou especialista.
- Seu médico deve ser uma boa pessoa e um bom *modelo*, para ajudar no crescimento físico, mental e emocional de sua criança. Algumas vezes, a força de sua personalidade pode ser a coisa mais importante para ajudar sua criança a atravessar períodos difíceis, estressantes, antes que o medicamento comece a fazer efeito.

O que fazer se o psiquiatra que desejo consultar tiver uma longa lista de espera ou se eu não conseguir uma consulta?

Nessa situação, você precisa da indicação de um colega local que possa convencer o psiquiatra em perspectiva a ver sua criança. Pergunte a qualquer um de seus atuais médicos se eles telefonarão para o psiquiatra, ou a quaisquer outros profissionais que você conhece se eles telefonarão e recomendarão sua criança para tratamento. Se não conseguir encontrar um médico para recomendá-la, veja se conhece um dos atuais pacientes do médico que lhe pedirá para encontrar você. Seja paciente e prepare-se para estar disponível se houver cancelamentos de última hora.

Posso pedir a um especialista para receber a mim e ao meu filho uma ou duas vezes para me dar sua opinião?

Com certeza. A maior parte dos psiquiatras concordará em fazer uma consulta ou dar uma segunda opinião sobre a avaliação de seu filho, sugerindo possíveis tratamentos, sem nenhum compromisso de aceitar sua criança como paciente.

O que devo perguntar a um psiquiatra para decidir se quero que ele trate meu filho bipolar?

Eu recomendo perguntar se o médico tem interesse e se sente-se confortável tratando o transtorno bipolar na infância. Você pode perguntar quantos pacientes bipolares o médico tratou em sua carreira e quantos está atendendo atualmente. Você deve perguntar ao médico a respeito de sua filosofia de tratamento para transtorno bipolar na infância. Se ele for um psiquiatra jovem, você pode perguntar há quanto tempo ele pratica psiquiatria e se for um médico grisalho, pode perguntar se ele está atualizado e sente-se confortável usando os novos medicamentos para tratamento de transtorno bipolar.

O que mais posso verificar?

Para ter certeza, você pode verificar se o psiquiatra tem boa reputação médica na página da internet da entidade reguladora da saúde do seu estado. Você pode perguntar onde ele fez o curso de medicina e onde completou a residência em psiquiatria. Com frequência, a boa educação prognostica um bom médico.

O que posso fazer para descobrir se um psiquiatra é o parceiro certo para mim e para minha filha?

Para isso, você terá de ver como você e sua filha se sentem quando estão com o psiquiatra no consultório. Se parece haver boa "química", esse médico pode ser o parceiro certo para você e para sua filha.

Na consulta

Para a primeira consulta, uma boa ideia é anotar quaisquer perguntas que você queira fazer ao psiquiatra, para não esquecê-las. Se tiver tempo, seria bom anotar os nomes dos medicamentos prescritos para sua criança no passado, quando eles foram prescritos e como sua criança reagiu. Se sua filha tem ciclos, o psiquiatra vai adorar se você levar uma Tabela de Eventos (ver capítulo 2). Se sua criança tiver recebido outras avaliações e feito testes, leve os relatórios para o psiquiatra. Contudo, você pode perguntar ao psiquiatra o que ele pensa, antes de mostrar as opiniões de outras pessoas, caso não queira que o novo médico seja influenciado por avaliações anteriores.

Preciso pagar pela consulta de avaliação do meu filho se não continuar o tratamento com o médico?

O psiquiatra espera que você pague pelo tempo gasto na consulta de avaliação de seu filho, mesmo se você não voltar.

O que acontecerá comigo e com minha filha em nossa primeira consulta com um psiquiatra?

Isso varia muito e depende do psiquiatra. Eu só posso lhe dar um exemplo da minha prática. Em geral, eu pediria a você e a sua filha para chegarem meia hora antes para preencher o formulário e fazer testes psicológicos. Então, eu atenderia ambas, separadamente ou juntas, dependendo da idade de sua filha.

Eu tentaria compreender o histórico da doença e faria um exame psiquiátrico em sua filha. Em geral, isso se baseará em uma entrevista com as duas. Eu poderia lhe pedir para me enviar por fax os resultados do último exame físico de sua filha, junto com os últimos exames de sangue, ou poderia lhe pedir para fazer outros exames de sangue, para verificar problemas físicos que poderiam afetar as emoções de sua criança. Eu tentaria completar essa fase de exame em uma consulta de cinquenta minutos, mas algumas vezes preciso de duas ou mais consultas para reunir informações. Então, discutiria com você minha opinião sobre o que está acontecendo com sua filha e as opções de tratamento que provavelmente irão ajudá-la.

Devo ir sozinha à primeira consulta ou devo levar meu filho?

Depende de você. Você pode preferir ir sozinha à primeira consulta de avaliação de seu filho para poder discutir os problemas dele sem interrupções.

Que testes podem me ajudar a ter certeza de que meu filho realmente tem transtorno bipolar?

Isso depende se seu filho satisfaz os critérios oficiais de diagnóstico do DSM (ver capítulo 2 e Apêndice 1) e do que seu médico encontrar na avaliação. Os médicos poderiam dar a seu filho testes psicológicos, como o Questionário de Transtornos do Humor, a Escala de Avaliação de Mania de Petterson, as Escalas de Depressão e Ansiedade de Hamilton e outros, para avaliar os sintomas de seu filho, mas os testes não podem determinar o diagnóstico. Embora você possa ter informações diferentes, não existem exames de sangue, eletroencefalogramas (EEG) ou exames de imagens do cérebro que possam diagnosticar ou excluir o transtorno bipolar em seu filho.

O que é exame neuropsicológico? Como ele pode ajudar minha criança?

O exame neuropsicológico pode avaliar as habilidades mentais de sua criança nas áreas de atenção, memória, fala, linguagem, relações espaciais, pensamento abstrato e raciocínio sequencial, passo a passo. Os resultados podem ajudar a localizar as áreas do cérebro que não estão funcionando corretamente e sugerir tratamentos médicos e psicoterápicos úteis para corrigir o problema. Eu realizo exames neuropsicológicos em meu consultório quando necessário, mas muitos psiquiatras encaminham as crianças para serem testadas por um neuropsicólogo.

Levei minha filha ao médico, que fez um diagnóstico e prescreveu alguns medicamentos. Agora ele quer que voltemos ao consultório, pagando outra consulta. Por quê?

Para iniciar o tratamento, o médico pode necessitar de um a seis meses para encontrar o medicamento correto, aumentando-o lentamente até uma dose terapêutica e solucionando quaisquer problemas que ainda permaneça. O psiquiatra pode pedir que sua filha volte a cada uma ou duas semanas durante as fases iniciais do tratamento.

Depois que sua filha estiver estabilizada, o psiquiatra desejará acompanhá-la regularmente, provavelmente todo mês, durante o primeiro ano. O médico não espera que você conduza o tratamento médico de sua filha por conta própria.

O que o médico está procurando quando vamos às nossas consultas regulares?

O médico pode estar considerando o seguinte: pensamento abstrato, atividade, agitação, aparência, atenção, expressão, lógica, memória, percepção, postura, processamento do pensamento sequencial, fala, pensamentos suicidas, conteúdo dos pensamentos, padrões de pensamento e emoções, incluindo raiva, ansiedade, tédio, tranquilidade, euforia, vazio, medo, desesperança, irritabilidade, solidão, pânico, calma e tristeza. Isso oferece pistas sobre o bem-estar interior de sua criança e da resposta dela ao tratamento. O médico também desejará saber quais são as mudanças na atividade, no comportamento, nos hábitos alimentares, na lição de casa, no sono, na socialização e nos níveis de estresse da sua criança.

O psiquiatra deu ao meu filho uma prescrição de 200 mg de carmazepina e ele parece estar melhor. Por que ele desejaria aumentar a dose?

A maior parte dos psiquiatras desejará começar com dosagens muito baixas para se certificar de que não haverá nenhum efeito colateral, dando ao corpo de seu filho a oportunidade de se acostumar com os medicamentos. Mesmo que seu filho pareça melhor para você, ele ainda pode estar muito longe de sua condição mais natural, normal. A maioria dos psiquiatras corrige a dose de medicamento de duas a cinco vezes antes de alcançar o nível ideal para a criança.

Por que o meu psiquiatra nunca deu ao meu filho medicamentos que duram mais do que um mês?

Na faculdade de medicina, nós aprendemos a não fornecer medicamentos para mais do que um mês a crianças depressivas. Com frequência, as crianças depressivas suicidas escolhem matar-se com overdose dos medicamentos prescritos. Consequentemente, tentamos limitar a quantidade de medicamentos para nunca haver o suficiente para matar seu filho, caso ele decida engolir todos os comprimidos. Outro motivo para limitar a quantidade prescrita é nos ajudar a acompanhar a quantidade de medicamentos que você tem e quanto seu filho tomou. Além disso, em geral, há questões legais ou médicas que determinam as políticas de prescrição.

Por que preciso arrastar minha filha para consultar o médico? Por que não posso falar com ele pelo telefone?

Em minha experiência, tratar crianças pelo telefone não funciona. Geralmente, preciso ver e interagir com a criança durante vinte minutos ou mais para ter uma boa ideia de sua atual condição e progresso. É por isso que peço que as crianças e os pais me encontrem para dar prescrições e fazer quaisquer mudanças no tratamento.

Como podemos diminuir as despesas do tratamento da nossa filha bipolar?

A única maneira realista de diminuir as despesas com o tratamento é ajudar a estabilizar o transtorno bipolar de sua filha, ajudando-a a voltar à sua condição mais normal e natural, o mais rápido possível. As despesas com o transtorno bipolar não controlado ultrapassam muito o custo do tratamento.

Tenho um médico, mas estou insatisfeita com o tratamento da minha filha. O que devo fazer?

Essa é a hora de buscar uma segunda opinião. Para consulta, você precisa de um psiquiatra experiente, que tenha completado a residência em psiquiatria em uma boa universidade. Não tenha medo de pedir a seu médico para sugerir o melhor especialista da região. Seu atual médico não deve hesitar em ajudá-la a encontrar uma segunda opinião. Na verdade, a maior parte dos médicos receberá bem essa solicitação.

Como saber qual o momento certo para buscar uma segunda opinião?

Eu sempre digo que o momento certo para obter uma segunda opinião é quando você começa a pensar se deveria buscá-la.

Levei meu filho a quatro médicos e cada um deles disse uma coisa diferente. Em quem eu devo acreditar?

Muitos psiquiatras acham desafiador o diagnóstico de transtorno bipolar, especialmente se não tiverem visto muitos casos ou se tiverem sido treinados em um hospital pequeno. O registro de acompanhamento de um médico no tratamento bem-sucedido de crianças bipolares, como seu filho, é o indicador mais importante de que o médico sabe do que está falando. Se o psiquiatra é um especialista em transtorno bipolar, melhor. Do contrário, você deve ficar com o médico em quem sente que pode confiar.

Existem profissionais fraudulentos? Como posso saber?

Fique longe de profissionais que sugerem que outros profissionais não são bons e que somente *eles* podem ajudar a sua criança. Evite profissionais que vendem os próprios medicamentos, que prometem resultados ou que o pressionam para marcar e pagar antecipadamente uma série de consultas.

Nunca frequentei faculdade de Medicina. Como posso ter certeza do que é melhor para meu filho bipolar?

Há tanta ignorância e informações incorretas por aí que você precisa se tornar especialista no transtorno bipolar de seu filho. Você já está aprendendo ao ler este livro. Além disso, faça perguntas ao seu médico, procure grupos de apoio, descubra o que outros pais aprenderam e frequente reuniões e conferências de organizações de saúde que trabalham com transtorno bipolar. O capítulo 12 ajudará você.

4
Um estilo de vida saudável pode melhorar o transtorno bipolar de sua criança

Com base em minha experiência clínica, eu avalio que, quando os medicamentos e a terapia são ótimos, a mudança no estilo de vida e nos padrões de saúde pode reduzir sintomas residuais por volta de 10 a 30%. O melhor de tudo é que é fácil, seguro e totalmente gratuito fazer mudanças no estilo de vida. As mais importantes são: conseguir sono adequado, estimular bons hábitos alimentares e exercícios adequados, programar atividades diárias e diminuir o estresse.

A quantidade certa de sono para sua criança bipolar

Sono e transtorno bipolar estão intimamente ligados nas crianças. O transtorno bipolar provoca problemas de sono, e o sono inadequado aciona o transtorno bipolar. Ajudar a criança bipolar a ter um sono adequado é um desafio difícil. Os efeitos fisiológicos do transtorno bipolar interferem no sono normal e, quando o sono é anormal, a criança fica sem sono e exausta. Quando você tenta forçar horas para dormir e para ficar desperto, está procurando brigas na hora de dormir e pela manhã, especialmente em crianças muito jovens. Contudo, ao determinar e impor horários de sono, refeições e atividades, podemos fazer o corpo voltar aos trilhos – dormir à noite e permanecer acordado durante o dia.

O que acontece com o sono? Primeiro, meu filho não consegue dormir e, dias depois, tudo o que ele quer fazer é dormir.

Muitas crianças com transtorno bipolar têm ciclos invertidos de sono e de vigília, de forma que o corpo pensa que é dia durante a noite e noite durante o dia. Isso resulta em ficar acordado até tarde da noite, querendo dormir o dia inteiro (na depressão bipolar), ou em permanecer acordado à noite e também durante o dia (na mania bipolar).

Meu filho bipolar pode dormir tarde nos fins de semana? Ele acorda tarde.

Quando uma criança vai dormir muito tarde à noite, dormir mais pela manhã não soluciona o problema. Na verdade, se seu filho está sonolento quando finalmente acorda, isso pode ser um sinal de que a qualidade de seu sono da manhã é insatisfatória e não reparadora. O sono reparador ocorre à noite.

A insônia pode desencadear um episódio bipolar?

Frequentemente, vejo a privação do sono piorar a depressão bipolar ou até mesmo desencadear o início da mania. Infelizmente, alguns médicos aconselham 24 horas de privação do sono como cura para problemas de sono *e* depressão. Esses métodos não são bons para a criança bipolar.

A que horas você recomenda que meu filho vá dormir à noite?

Para crianças pequenas, é razoável dormir entre 20h e 21h. Eu aconselho os adolescentes com transtorno bipolar a tentar dormir às 22h, toda noite, durante uma semana, para ver se eles se sentem melhor (em geral isso acontece). Para uma boa avaliação, seu filho deve estar na cama com as luzes apagadas e sem telefone ou computador por volta das 22h, durante a semana *e* nos fins de semana.

O que você recomenda fazer para ajudar minha criança a dormir à noite?

Com frequência, as crianças bipolares sentem-se excitadas durante a noite e não durante o dia, com mais energia física e pensamentos ativos. Isso é chamado de ciclo invertido de sono e, em geral, ele melhora quando os medicamentos são bons. Para conseguir dormir à noite, sua criança deve levantar cedo pela manhã, não tirar cochilos durante o dia e ir para a cama com as luzes apagadas no mesmo horário, todas as noites.

Preste atenção naquilo que os médicos chamam de "higiene do sono". Certifique-se de que o quarto está escuro e silencioso. Algumas crianças bipolares não conseguem dormir no mesmo quarto com irmãos e irmãs e acabam adormecendo em outro quarto ou no sofá. Tente se certificar de que o quarto não é muito quente à noite; se a temperatura estiver fria, verifique se a criança está bem coberta. Reserve a cama apenas para dormir e convença-a a não ler ou estudar na cama. Não coloque televisão ou computador em seu quarto, porque a tentação de ficar acordada será muito grande. Se sua criança acorda no meio da noite, insista para que ela volte para a cama e não comece nenhuma atividade. Se essas medidas não funcionarem, peça ajuda a seu médico.

Há algum medicamento de venda livre que eu possa dar à minha criança para ajudá-la a dormir?

Nunca é aconselhável depender de qualquer medicamento para adormecer. Contudo, algumas vezes isso é necessário. Se você precisa dar à sua criança um auxílio ocasional para ela dormir, veja se seu médico recomenda difenidramina (Benadryl). Ele se encontra à venda em quase todas as drogarias como medicamento para alergia, como produto com marca registrada e genérico, e seu efeito em geral é previsível. Tente dar à sua criança um comprimido de difenidramina, seguindo as recomendações da bula com relação a idade, quando ela não conseguir dormir.

Algumas crianças não aceitam difenidramina; elas se sentem sedadas no dia seguinte. Eu já ouvi falar de crianças que reagiram a esse medicamento com excitação e agitação, mas isso é raro. Na maioria desses casos, a difenidramina estava combinada com descongestionante, o que aumenta os níveis de adrenalina. Compre um produto que contenha apenas difenidramina e, se tiver qualquer dúvida, consulte seu médico.

Dieta e nutrição

Dieta e nutrição são importantes para as crianças com transtorno bipolar. Toda criança bipolar precisa de vitaminas, nutrientes e proteínas suficientes em sua dieta, bem como um mínimo de gordura. Também concordo com a mãe que primeiramente observou que os acessos de raiva da sua criança ocorriam principalmente entre as refeições, quando a criança estava com fome.

Como posso ter certeza de que minha filha está recebendo as vitaminas básicas de que ela precisa?

A maior parte das vitaminas pode ser obtida nas refeições, mas, devido ao transtorno bipolar, sua criança pode necessitar de suplementação. Se ela é seletiva com relação aos alimentos e não consome verduras verdes, ela pode precisar de ácido fólico, uma vitamina importante para a função do sistema nervoso. Se sua filha não ingere legumes de cor laranja, como cenouras, ela pode precisar de suplementação com vitamina A (betacaroteno). Se ela não bebe leite ou toma sol suficientes, pode precisar de vitamina D. Há dois tipos de vitamina D: ergocalciferol (D_2) e colecalciferol (D_3). O colecalciferol é mais ativo e demonstrou prevenir fraturas, portanto, é a melhor escolha. As vitaminas B_6 (piridoxina) e B_{12} (cianocobalamina) também são particularmente importantes para a função do sistema nervoso; as deficiências dessas vitaminas algumas vezes podem provocar sintomas um pouco parecidos com os do transtorno bipolar.

Ouvi dizer que o transtorno bipolar foi causado pela dieta e pode ser curado pela dieta.

Primeiramente, deixe-me afirmar definitivamente que, apesar do que você ouviu de "especialistas", não há estudos científicos aceitáveis que demonstrem o menor benefício observável de qualquer dieta terapêutica no transtorno bipolar. Ponto final.

Li a respeito de dietas que recomendam diferentes quantidades de proteína, carboidratos e gorduras. De qualquer modo, como isso afeta o transtorno bipolar da minha filha?

Eis o que eu sei agora: sua filha precisa de muita proteína, verduras cruas verdes e legumes de cor laranja, vitaminas e outros nutrientes. Infelizmente, pode ser difícil obter a nutrição ideal se ela tiver fortes preferências alimentares ou se for muito seletiva com relação aos alimentos. As crianças maiores dizem que se sentem melhor quando obtêm proteínas suficientes na dieta (25 a 55 gramas diárias), embora, com frequência, relatem sintomas maníacos após ingerir chocolate e refeições fartas, ricas em amido e gorduras.

Como posso ter certeza de que minha criança está ingerindo muitas proteínas?

Isso é fácil. Você pode lhe dar carne, frango, peru, peixe, ovos, leite desnatado, iogurte desnatado, queijo *cottage*, sem gorduras, e tofu. Saladas com verduras cruas e proteína são boas refeições para o almoço e o jantar.

Você acha que devemos diminuir a quantidade de carboidratos que nosso filho bipolar ingere?

Nesse momento, eu a estimulo a alimentar seu filho com muitas proteínas e verduras e a reduzir o amido. Os amidos e as gorduras são responsáveis pela maior parte dos alimentos que os indivíduos bipolares associam com hiperatividade. Infelizmente, parece que dar amido às crianças tornou-se um passatempo nacional e as crianças são bombardeadas por propagandas de cardápios matinais com cereais, pães, croissants, sonhos e torradas. As refeições com massas, pizza, bolos e tortas são estimuladas no rádio e na televisão. O *fast-food* está irremediavelmente associado a pães, alimentos empanados, pães doces, salgadinhos, panquecas e batatas. Até mesmo os suplementos naturais e as "barras energéticas" contêm muito amido. Pode não ser fácil reduzir a ingestão de carboidratos de sua criança, mas vale a pena fazer esse esforço para obter as recompensas.

Além disso, o ganho excessivo de peso é um problema comum em muitas crianças atualmente e, infelizmente, é sobretudo comum em quem sofre de transtorno bipolar. Ao controlar a ingestão de amido, você ajudará sua criança bipolar a diminuir o risco de obesidade e suas consequências: diabetes, doença cardíaca e acidentes vasculares.

O açúcar provoca mania?

Há uma crença geral de que o açúcar excita as crianças bipolares e que as crianças maiores o desejam por esse motivo. É realmente fácil invalidar isso em sua casa. Ofereça à sua filha bipolar uma colher de açúcar refinado (supostamente o pior tipo de açúcar) e veja o que acontece. Eu nunca encontrei uma criança bipolar que estivesse interessada. Então, veja o que acontece se puder fazê-la comer o açúcar. Se a sua experiência for como a minha, você não verá nenhum efeito de qualquer tipo. É uma pena, porque nossa vida ficaria muito mais fácil se algo simples como o açúcar realmente fosse a causa dos problemas de nossas crianças.

Há algum alimento específico que causa hiperatividade em pessoas com transtorno bipolar?

Acredita-se que o chocolate é o alimento que causa reação hiperativa na maioria das crianças e dos adultos bipolares. No início da psiquiatria, o desejo por chocolate fazia parte de uma doença chamada disforia histeroide, que também era caracterizada por fadiga, tristeza, sonolência e ganho de peso. Atualmente, nós a chamaríamos de depressão bipolar. O chocolate contém estimulantes na forma de cafeína, feniletilamina, teobromina e teofilina, conhecidos por desencadear episódios maníacos pelo aumento da adrenalina no cérebro.

Qual deve ser o café da manhã da minha filha bipolar?

Eu encorajo todas as pessoas a ingerir pelo menos metade das 25 a 55 gramas diárias necessárias de proteínas no café da manhã, para que elas possam utilizá-las durante o restante do dia. No café da manhã, sua criança pode comer ovos, iogurte desnatado, queijo *cottage* sem gordura, sobras de frango e peru com pouca gordura. Se você está comprando laticínios ou outro alimento embalado, é fácil avaliar a quantidade de proteína: apenas procure na embalagem onde está relacionada a porcentagem da necessidade diária de proteínas.

Qual o melhor horário para as refeições da minha filha bipolar?

Eu encorajo sua filha a fazer três refeições: café da manhã, almoço e jantar. Elas devem ser feitas mais ou menos no mesmo horário, todos os dias, e a quantidade de alimento ingerido deve ser mais ou menos a mesma todos os dias. As crianças bipolares que precisam se alimentar com maior frequência podem comer verduras e frutas em intervalos regulares.

É suficiente ler revistas sobre saúde para saber quais são os alimentos saudáveis?

Na verdade, grande parte das informações disponíveis em revistas, *sites*, comerciais na televisão e lojas de produtos naturais é inadequada ou mesmo enganosa. A razão é simples. Sempre que é preciso ganhar dinheiro, você não pode confiar na informação. Quando revistas, *sites*, comerciais e lojas de produtos naturais oferecem produtos que esperam vender, você não pode confiar em suas informações. Por exemplo, comerciais e vendedores lhe dirão que as barras energéticas são boas, mas a maioria não é diferente das barras de chocolate, com um invólucro diferente e um preço maior. O modismo alimentar vai em ambas as direções. Por exemplo, os restaurantes *fast-food* são difamados, embora possam oferecer saladas ou frutas que sua criança possa comer. Se você estiver inseguro, consulte um nutricionista e/ou compre um livro sobre nutrição.

Todos sabem que devemos tomar água diariamente para ter boa saúde. Minha criança bipolar precisa tomar mais do que a quantidade normal recomendada?

As plantas e as crianças bipolares não devem tomar água demais. A não ser que esteja quente lá fora ou que sua criança esteja com febre, tomar quantidades razoáveis de líquidos durante o dia, em geral, é suficiente. Entretanto, tomar água *demais* pode eliminar as vitaminas e os eletrólitos solúveis em água e também diluir os níveis de medicamentos, diminuindo as doses a ponto de elas não serem mais terapêuticas. É melhor seguir o ditado "tudo com moderação".

O que devo fazer com relação à nutrição do meu filho bipolar? Seus hábitos alimentares são terríveis.

A arma mais poderosa na guerra da boa nutrição é o comportamento dos outros membros da família. Quando pais e irmãos fazem refeições e lanches saudáveis, é mais provável que seu filho participe. Proteínas, frutas e verduras cruas em refeições com horários regulares e frutas e verduras de baixa caloria acessíveis ajudarão a estabelecer os hábitos alimentares de seu filho dentro e fora de casa. Contudo, se você tem chocolate, sorvete e barras de chocolate em casa, está procurando problemas. Você não pode esperar que seu filho bipolar coma de maneira saudável se os membros da família consomem alimentos de baixo valor nutritivo.

Peso e perda de peso

Os problemas de peso são um constante desafio para crianças bipolares e seus pais. Tanto o excesso de peso, com seus problemas concomitantes de diabetes e doença cardíaca, quanto a extrema insuficiência de peso, acompanhada de desenvolvimento insuficiente, são problemas potenciais. O transtorno bipolar pode interferir no peso das crianças, aumentando ou diminuindo seu metabolismo, alterando o apetite e provocando comportamentos alimentares rígidos, resistentes. Em geral, as crianças comem mais quando estão deprimidas e menos quando estão excitadas, embora ambos possam ser possíveis quando os sintomas estão combinados.

Como posso saber se meu filho está com o peso certo?

Em nossa cultura, tão preocupada com o peso, cada um tem uma opinião diferente a respeito do que é certo. Se seu filho se parece com os pais ou avós na idade deles, seu peso pode ser normal para o tipo corporal herdado. Na próxima consulta com o pediatra ou clínico geral, peça que ele pese seu filho e compare esse peso com tabelas de peso e altura normais para ver se ele está dentro dos limites saudáveis. Você talvez queira pedir uma cópia da tabela, se o médico tiver cópias extras.

Tommy é muito exigente com relação à alimentação e está perdendo peso. O que eu posso fazer?

Muitas crianças bipolares têm hábitos alimentares exigentes, inflexíveis, que contribuem para a insuficiência de peso. Comece tentando encontrar alimentos que seu filho comerá. Até ele atingir um peso normal, sinta-se livre para alimentá-lo com alimentos calóricos, contendo muitas proteínas, como sorvetes, milk-shakes e queijo (evitando amidos, se possível). Desde que você e o restante da família tenham hábitos alimentares saudáveis, você pode fazer seu filho comer alimentos mais nutritivos quando ele voltar ao peso normal.

Minha filha começou a perder peso e agora está tão magra que parece um menino. Socorro!

A magreza extrema é mais comum em crianças bipolares do que no restante da população e, além do paladar exigente, ela pode ser causada pela privação de alimentos, vômito ou excesso de exercício, tudo para perder peso. Nas meninas que começaram a menstruar, com frequência, a irregularidade nos ciclos menstruais ou a suspensão da menstruação são sinais de subnutrição. Se o peso da sua filha está 15% abaixo do peso ideal, então sua condição é séria. Discuta esse problema com o terapeuta ou psiquiatra e procure na internet mais informações sobre distúrbios alimentares. Procure aconselhamento nutricional, um terapeuta especializado e programas para distúrbios alimentares.

Meu filho bipolar está com excesso de peso. Devo me preocupar?

Seu filho bipolar tem maior probabilidade de ter excesso de peso do que outras crianças, especialmente se ele estiver deprimido. Ao atingir a idade adulta, 35% das crianças bipolares estarão com excesso de peso e 25% serão obesas.

Devido a essa obesidade, elas correm maior risco de ter problemas cardíacos e duas vezes mais probabilidade de ter diabetes. Dez por cento delas terão diabetes tipo 2, que começa na vida adulta.

Que tipos de refeições são melhores para minha filha bipolar com excesso de peso?

Se você programar as refeições mais pesadas para o início do dia, sua criança terá oportunidade de queimar as calorias antes de dormir. Tente programar jantares leves no início da noite para que ela não vá para a cama com o estômago cheio, o que favorece o ganho de peso e pode piorar os sintomas bipolares. Lanches com frutas ou verduras cruas podem ser ingeridos a qualquer hora do dia.

O médico disse que o peso do meu filho está pondo sua saúde em risco. Há um medicamento seguro para ele?

Seria saudável para seu filho diminuir a ingestão de gordura. Há um medicamento para perda de peso chamado Orlistat (Xenical e Alli) que funciona reduzindo a absorção de gordura dos alimentos. O Orlistat não interfere na atividade dos medicamentos de seu filho bipolar. O Xenical funciona gradativamente, mas tem maior probabilidade de diminuir o peso de seu filho e mantê-lo baixo do que outros medicamentos para perda de peso, portanto, seja paciente. Alguns indivíduos sentem cãibras e apresentam intestino solto, enquanto outros não. A limitação da ingestão de gordura diminuirá a chance desses efeitos colaterais. O Orlistat pode diminuir a absorção de vitaminas A, D, E e K, portanto, é necessário acrescentar um multivitamínico. O Xenical é um medicamento controlado; o Alli não precisa de receita. Por favor, consulte seu médico antes de usar qualquer um deles.

Ervas e suplementos

Os suplementos alimentares tão anunciados na televisão e nas revistas podem não ser úteis para sua criança bipolar, podendo até piorar as coisas. Além disso, lembre-se de que o Food and Drug Administration (FDA) não testa nem licencia suplementos, portanto, não temos nenhuma pesquisa confiável sobre a segurança deles. Consulte seu médico antes de tentar qualquer novo suplemento, para que vocês possam trabalhar juntos na nutrição de sua criança.

Os suplementos podem tratar o transtorno bipolar de minha filha?

Atualmente, não há nenhum tratamento, a não ser a prescrição de medicamentos estabilizadores do humor que podem fazer as células cerebrais bipolares disfuncionais de sua filha funcionarem normalmente. Os estabilizadores de humor são fundamentais no tratamento do transtorno bipolar na infância e você não pode esperar substituí-los por outros produtos.

Existem suplementos que ajudam no transtorno bipolar? Ouvi dizer que inositol ajuda.

O inositol (também chamado cicloexanoexol) é um importante componente das membranas da parede celular das células cerebrais. O corpo fabrica inositol, mas um fornecimento adicional pode ser obtido no melão, na laranja, no farelo e em suplementos. Diversos estudos encontraram anormalidades do inositol em pacientes bipolares, existe inclusive uma teoria do transtorno bipolar chamada "hipótese do inositol". O inositol já foi utilizado no tratamento do transtorno bipolar sozinho e combinado com estabilizadores do humor, algumas vezes com resultados proveitosos. Eu não posso afirmar com certeza se o inositol será seguro e eficaz para sua criança porque não foram realizados estudos suficientes, mas há algumas boas pesquisas mostrando que ele pode ser útil.

E os óleos ômega-3?

Houve muitas afirmações e algumas pesquisas sugerindo que o consumo de determinados óleos poderia ajudar no combate à depressão. Esses óleos incluem os ácidos graxos ômega-3, chamados (EPA) ácido eicosapentaenoico e ácido docosa-hexaenoico (DHA), encontrados nos peixes. Os óleos de peixe são recomendados pela American Heart Association para prevenir ataques cardíacos e diminuir os efeitos do colesterol, podendo diminuir os sintomas bipolares. A melhor maneira de obter esses óleos é comer peixe. Se isso não for possível, você pode tentar dar à sua criança suplementos de óleo de peixe para ver se há qualquer melhora nítida na maneira como ela se sente. O óleo de prímula da noite tem bastante ácido linoleico e linolênico, que podem se transformar em ômega-3 ou apresentar benefícios adicionais. Os óleos de semente de linho, semente de uva e semente de canola podem ter propriedades semelhantes, mas eu não os recomendo nesse momento.

Como saber de que doses de vitaminas minha criança bipolar precisa?

Crianças de diferentes idades precisam de doses distintas de vitaminas. As crianças mais novas devem tomar vitaminas pediátricas e o médico pode recomendar uma marca. Quando as crianças chegam ao final da adolescência podem começar a ingerir vitaminas para adultos. Para ter certeza de que sua criança está recebendo vitaminas suficientes, sem exageros, recomendo as vitaminas "uma vez ao dia". Essas pílulas pequenas são baratas e fáceis de tomar. Se você se preocupa com seu adolescente e quer ter certeza de que ele está obtendo vitaminas suficientes, pode fazê-lo tomar vitaminas "uma vez ao dia" diariamente.

As afirmações exageradas da mídia sobre a "depressão curada em três minutos" com vitaminas são apenas mentiras. Além disso, as doses altas de vitaminas recomendadas por algumas revistas e livros populares, em geral, não são úteis e podem ser prejudiciais. Por exemplo, mais do que 100 mg de vitamina B_6 pode causar formigamento ou mudanças sensoriais em muitas crianças, e doses altas de vitamina A (betacaroteno) podem ser tóxicas. Sempre discuta a suplementação de vitaminas com o médico e desconfie das afirmações "milagrosas" com relação a dosagens altas de suplementos.

E a erva-de-são-joão? Ela ajudaria na depressão bipolar da minha filha?

Eu vi a erva-de-são-joão piorar a depressão bipolar e desencadear mania e li relatos de que isso aconteceu. Eu nunca a recomendaria para sua filha.

Li que 5-HT pode evitar a depressão. Nós devemos incluí-la na administração de vitaminas da nossa criança bipolar?

"5-HT" é a abreviação científica para serotonina (também chamada 5-hidroxitriptamina), da qual você pode ter ouvido falar associada aos perigos de antidepressivos no transtorno bipolar (ver capítulos 1 e 5). Teoricamente, a serotonina oral poderia agravar a depressão bipolar, desencadear mania e psicose e piorar o processo do transtorno. Contudo, eu desconfio que a maior parte da serotonina oral é destruída no estômago e não faz nada além de esvaziar sua carteira.

Li que cromo ajuda na depressão. Devo dá-lo ao meu filho?

O picolinato de cromo pode produzir mudanças em neuroquímicos importantes para o transtorno bipolar, como adrenalina e dopamina (ver capítulo 1), bem como serotonina, e pode agir de maneira semelhante à insulina. Contudo, essas mudanças não são previsíveis nem controladas porque a potência e a força dos suplementos de cromo variam muito. Algumas formas de cromo oral (sem ser o picolinato de cromo) foram associadas a insuficiência hepática e câncer de pulmão. Eu recomendo manter o cromo longe de seu filho até sabermos mais a respeito de sua segurança e efetividade.

Existem suplementos naturais que ajudarão meu filho a dormir?

A valeriana é um extrato de planta usado há centenas de anos para tornar as pessoas sonolentas na hora de dormir. Ela pode funcionar, bloqueando os efeitos de um importante neuroquímico do sistema nervoso envolvido na prontidão (chamado acetilcolina ou ACh). Até agora, eu não vi essa erva causar problemas no transtorno bipolar. Tente dar valeriana a seu filho uma ou duas horas antes de ele ir dormir, sob supervisão do médico. A erva-cidreira (*Melissa officinalis*) e o maracujá (*Passiflora incarnata*) são ervas que também causam sonolência, mas seu efeito no transtorno bipolar ainda não foi estudado.

E o DMAE? Ele pode ajudar no transtorno bipolar?

O DMAE (também chamado deanol ou dimetilaminoetanol) ajuda a aumentar o neurotransmissor acetilcolina (ACh) e estimula a prontidão e a energia mental e já foi licenciado como tratamento para a hiperatividade em crianças (embora mais tarde tenha sido retirado por falta de dados sobre a sua eficácia). Ele pode ser útil no transtorno bipolar; entretanto, surgiram alguns casos na literatura médica afirmando que ele desencadeou mania e depressão, portanto, não recomendo o DMAE para crianças bipolares até que essa questão seja esclarecida.

Minha filha depressiva bipolar está sempre cansada. Li coisas ótimas a respeito do ginseng. Ele é seguro? Ele foi muito bem recomendado pelo balconista da loja que vende suplementos e vitaminas.

O *Panax ginseng* (ginseng coreano ou ginseng vermelho) é um estimulante que pode aumentar os níveis sanguíneos, como os medicamentos de olanzapina

Um estilo de vida saudável pode melhorar o transtorno bipolar de sua criança

(Zyprexa), clozapina (Clozaril), trazodona (Desyrel) e outros. Em doses elevadas, eu vi o *Panax ginseng* desencadear episódios tão graves a ponto de exigir hospitalização. Eu não o considero seguro para crianças bipolares.

A kava é uma antiga erva natural usada para relaxar. Ela ajudaria minha criança a se sentir menos ansiosa e tensa?

A kava tem sido associada a toxicidade hepática e eu desconfio que logo estará fora do mercado. Não recomendo que ninguém – bipolar ou não – tome essa erva.

Alguns profissionais da saúde me ofereceram extratos glandulares para melhorar o humor e a energia de minha filha. Eles funcionam?

As glândulas de animais, secas e pulverizadas, têm sido usadas há séculos. Contudo, esses produtos têm pouca potência. Na verdade, eu considero a ideia bastante revoltante. Evite-os.

As ervas e os suplementos vendidos na internet são seguros?

Atualmente a internet não é vigiada e não há como saber o que lhe será enviado pelo correio. Descobriu-se que os suplementos vendidos na internet têm ingredientes não ativos, ingredientes impotentes, medicamentos não prescritos e sujeira. Eu recomendo que você encontre uma farmácia ou loja de produtos naturais em que você possa confiar e comprar seus suplementos pessoalmente.

Exercício

Acredito que o exercício é uma parte importante do tratamento bipolar tanto para ajudar a manter sua criança fisicamente saudável quanto para ajudar a manter o transtorno bipolar sob controle. Infelizmente, as crianças bipolares, com frequência, tornam-se obsessivas com relação aos exercícios ou são encorajadas a se exercitar demais. Além disso, algumas crianças bipolares usam o exercício para desestabilizar o transtorno bipolar, esperando obter um aumento de energia maníaca. Ajude sua criança a desenvolver um programa de exercícios que não seja muito radical em nenhuma das direções.

Quanto exercício você recomenda?

Para crianças que ainda não participaram de atividades físicas, recomendo vinte minutos de exercício todos os dias da semana. Pode não ser fácil convencer sua criança a se exercitar, especialmente se ela for depressiva; entretanto, os benefícios em longo prazo valem o esforço. Seja criativo e consiga a ajuda dela em tarefas na casa ou no quintal, auxiliando um vizinho, levando o cão para passear ou apenas jogando um jogo competitivo. Com uma criança relutante, é melhor elaborar o programa de exercício visado.

Sou um adolescente bipolar ocupado. Como posso encaixar mais uma atividade no meu dia?

O exercício programado é uma das importantes ferramentas que você pode usar para ajudar a estabilizar seu transtorno bipolar. O exercício regular proporciona uma forte pista para regular os relógios biológicos internos. Quando você tiver escolhido seu programa de exercício, tente programar suas atividades para a mesma hora, todos os dias. É muita preocupação extra, mas eu acho que se você tentar programar seus exercícios e outras partes importantes da sua vida, durante um mês, perceberá que se sentirá melhor e que a sua vida estará mais tranquila.

O exercício não cura a depressão? Li isso em uma revista.

Gostaria que a vida fosse tão simples. O exercício estimula a liberação de moléculas semelhantes a narcóticos (endorfinas) e hormônios do estresse. Para muitas pessoas sem transtorno bipolar, a liberação dessas moléculas e hormônios pode melhorar temporariamente o humor. Infelizmente, o excesso de endorfinas e hormônios do estresse pode agravar o transtorno bipolar. Por isso, é importante fazer exercícios com moderação.

Minha filha está se exercitando durante horas todos os dias e ela diz que se sente muito bem. O excesso de exercícios pode torná-la maníaca?

Sim, o excesso de exercício pode desencadear mania em sua filha, aumentando a liberação de endorfinas e cortisol. Se sua filha é maníaca, ela pode começar a se exercitar ainda mais para aliviar a agitação que acompanha seu estado de energia elevada.

Quero que meu filho bipolar seja um atleta. O transtorno bipolar pode atrapalhar?

O estresse da pressão para vencer pode piorar o transtorno bipolar de seu filho, especialmente em épocas críticas do ano. Além disso, ser um atleta requer um período longe da escola, dos estudos e de uma vida social normal. Para crianças com transtorno bipolar pode ser melhor aderir a exercícios moderados e pressão mínima, enfatizando ao mesmo tempo boas notas, para que sua criança tenha um ótimo futuro.

O professor de balé da minha filha está forçando-a demais. Ele diz que ela pode se tornar profissional.

Você não pode esperar que professores de dança ou técnicos saibam o que é bom para o transtorno bipolar de sua filha. Prefiro que ela permaneça saudável, tenha uma infância divertida e desenvolva uma base firme para o seu futuro na escola em vez de ser forçada até o seu limite.

O que você acha das bebidas esportivas ou energéticas e meu transtorno bipolar?

As bebidas esportivas e energéticas contêm estimulantes, como cafeína ou ervas estimulantes, que podem desestabilizar seu transtorno bipolar, e essas bebidas têm pouco ou nenhum valor nutricional. Se você verificar os rótulos, descobrirá que a maior parte delas é apenas água com açúcares, como sacarose, frutose e xarope de milho.

A programação diária de horários para o transtorno bipolar de sua criança

Nós podemos não pensar muito em nossas programações diárias; contudo, elas afetam dramaticamente nossa maneira de sentir e agir. Na faculdade de Medicina, aprendemos que a perda de horas de sono e refeições pode desencadear convulsões em epilépticos. Alguns anos depois, notei que as mesmas coisas podiam desencadear episódios maníacos em pacientes bipolares. Eu também percebi que meus pacientes depressivos bipolares descreviam sintomas semelhantes aos do *jet lag*, que ocorre quando o relógio interno do corpo fica fora de sincronização ao cruzar fusos horários. Foi um momento de revelação. Percebi que, ao sincronizar os ritmos biológicos internos do corpo por meio de programações rígidas de sono, refeições e exercício, poderíamos diminuir os sintomas bipolares tanto da mania quanto da depressão.

Qual é o propósito de toda essa programação? Como ela ajuda meu filho?

O transtorno bipolar tem muito a ver com ciclos biológicos. O relógio biológico central do corpo está localizado no cérebro (no chamado núcleo supraquiasmático). Ele ajusta todos os relógios e biorritmos do corpo de acordo com a duração do dia. Quando a duração do dia muda com as estações (ou devido ao horário de verão) ou quando há muitos dias nublados ou chuvosos, sem luz do sol, os relógios internos de seu filho podem ficar fora de sincronia e os processos corporais, como o sono e aqueles que envolvem o açúcar no sangue, podem não funcionar na hora certa. Você pode ter experimentado essa condição de relógios internos não sincronizados se já sofreu de *jet lag*, que ocorre quando o relógio biológico interno não coincide com a hora externa, porque você viajou para um fuso horário diferente. Se você já sentiu o *jet lag*, sabe que é uma sensação pesada, de ressaca, em que você não consegue dar o melhor de si. Com frequência, é isso o que as crianças bipolares descrevem quando a duração do dia muda ou o sol não está por perto para ajustar o relógio biológico do corpo. A programação de eventos diários ajuda o corpo do seu filho a saber que horas são, mantendo o relógio biológico e o ritmo corporal do dele unidos e funcionando adequadamente.

Por que devo fazer uma Programação Diária de Horários para minha criança?

Fazer uma programação de horários de sono, refeições e exercícios é uma excelente forma para ajudar a estabilizar o transtorno bipolar de sua criança. Pode ser a melhor coisa que você, pai, pode fazer para ajudar a manter o transtorno bipolar de sua criança sob controle. Além disso, ensiná-la a agir de acordo com uma programação diária de atividades irá ajudá-la a manter hábitos saudáveis na vida adulta. O melhor é que é seguro e de graça. Para facilitar a programação, escrevi uma folha de Programação Diária de Horários (ver página 77).

Como posso usar a Programação Diária de Horários para ajudar minha filha bipolar?

Se sua filha sabe ler e ver as horas, a Programação Diária de Horários (PDH) pode ajudá-la. Primeiro, remova cuidadosamente do livro a folha da Programação Diária de Horários e faça algumas cópias. Então, sente-se com sua criança e anote as horas que você quer que ela levante, tome o café da manhã, almoce e jante, faça exercícios e vá para a cama. Pense nessas horas enquanto as planeja, porque você talvez precise adaptar partes da *sua* programação para encaixá-las no novo planejamento de sua filha. Coloque a folha da PDH em um local visível (como a cozinha) onde todos possam vê-la. Todos os dias, sua filha precisa anotar a hora em que acordou, fez refeições, se exercitou e foi para a cama. Inicialmente, você talvez precise ajudá-la a preencher a PDH ou fazer com que ela lhe mostre a programação para verificá-la. Quando ela se tornar confiável com relação ao cumprimento da programação, você pode deixá-la verificar o quadro quando a atividade programada for completada no prazo.

Para evitar que a PDH se torne uma obrigação, não assuma sozinha esse trabalho. Peça a ajuda da criança para preparar a programação. Peça ajuda a sua esposa, outros filhos, avós, babás e qualquer outra pessoa para manter a programação. Aceite a programação, assim sua criança poderá seguir o seu exemplo.

Como fazer minha filha seguir a Programação Diária de Horários?

Inicialmente, você talvez precise ajudar sua filha a seguir a programação. Se necessário, leve-a para a cama à noite e tire-a da cama pela manhã. Enquanto ela estiver em casa, você pode verificar se ela tomou o café da manhã, almoçou e jantou nos horários combinados. Programar os exercícios pode ser fácil se ela praticar esportes que começam e terminam na hora certa. Caso contrário, tente fazê-la se exercitar todos os dias durante vinte minutos, perto do horário programado. Quão perto é perto? Sugiro que cada atividade programada não seja realizada com uma diferença de mais de dez minutos de um dia para o outro.

E se meu filho e eu quisermos mudar a programação?

Vocês podem fazer uma nova folha da PDH toda semana, até vocês ficarem satisfeitos com ela. Então, faça cópias dessa programação para usar a cada semana. Quando a programação muda devido ao verão, férias, feriados e assim por diante, simplesmente preencha uma nova folha e utilize-a.

Devemos guardar as cópias usadas da Programação Diária de Horários?

É uma boa ideia guardar as folhas usadas da PDH. Essas folhas servem como registro (especialmente quando usadas com a Tabela de Eventos, páginas 39-40) dos altos e baixos de sua criança. Talvez sua criança se sinta melhor com uma programação utilizada há alguns meses, ou talvez ela se sinta pior. O registro da programação pode ajudar vocês a encontrar a melhor combinação para ela se sentir bem.

O que devo dizer a meu filho quando olharmos juntos as folhas da programação?

Quando você olhar as folhas da programação com seu filho, pergunte como ele está se sentindo e veja que melhoras, se houver algumas, resultaram da programação. Essas melhoras devem incluir: conseguir levantar pela manhã; sentir-se renovado com uma boa noite de sono; sentir-se mais forte e mais alerta devido aos exercícios regulares; sentir fome na hora das refeições, e não entre elas; e assim por diante.

Você realmente acha que esse projeto de programação vale a pena? Sei que vou ser criticada pelo meu filho.

Tente e veja. Se você conseguir fazê-lo se envolver na programação, seu filho será recompensado ao ver a saúde melhorar quando ele começar a organizar a vida. Quando seu filho crescer, você o verá organizando sua vida adulta, usando as técnicas que você lhe ensinou quando ele era criança. Esse é um dos pontos altos da paternidade, quando você sabe que ajudou seu filho a ser mais feliz e mais saudável e a conseguir mais coisas na vida com sua contribuição parental.

Um estilo de vida saudável pode melhorar o transtorno bipolar de sua criança

Programação Diária de Horários

Você se sentirá melhor quando a sua vida for estável

Anote os horários programados para acordar, fazer refeições, exercício e ir para a cama. Então, todos os dias, anote a hora real em que você acordou, fez refeições, se exercitou e foi para a cama. Posteriormente, você pode apenas verificar no quadro se executou as atividades diárias na hora certa.

Data	Dia	Acordar	Café da manhã	Almoço	Exercício	Jantar	Cama
___	2ª-feira	planejado: __:__	planejado: __:__	planejado: __:__	planejado: __:__	planejado: __:__	planejado: __:__
		real: __:__	real: __:__	real: __:__	real: __:__	real: __:__	real: __:__
___	3ª-feira	planejado: __:__	planejado: __:__	planejado: __:__	planejado: __:__	planejado: __:__	planejado: __:__
		real: __:__	real: __:__	real: __:__	real: __:__	real: __:__	real: __:__
___	4ª-feira	planejado: __:__	planejado: __:__	planejado: __:__	planejado: __:__	planejado: __:__	planejado: __:__
		real: __:__	real: __:__	real: __:__	real: __:__	real: __:__	real: __:__
___	5ª-feira	planejado: __:__	planejado: __:__	planejado: __:__	planejado: __:__	planejado: __:__	planejado: __:__
		real: __:__	real: __:__	real: __:__	real: __:__	real: __:__	real: __:__
___	6ª-feira	planejado: __:__	planejado: __:__	planejado: __:__	planejado: __:__	planejado: __:__	planejado: __:__
		real: __:__	real: __:__	real: __:__	real: __:__	real: __:__	real: __:__
___	Sábado	planejado: __:__	planejado: __:__	planejado: __:__	planejado: __:__	planejado: __:__	planejado: __:__
		real: __:__	real: __:__	real: __:__	real: __:__	real: __:__	real: __:__
___	Domingo	planejado: __:__	planejado: __:__	planejado: __:__	planejado: __:__	planejado: __:__	planejado: __:__
		real: __:__	real: __:__	real: __:__	real: __:__	real: __:__	real: __:__
Data	Dia	Acordar	Café da manhã	Almoço	Exercício	Jantar	Cama

A conexão do estresse

O estresse que a sua criança experimenta na escola, em casa e na vida em geral pode agravar seu transtorno bipolar. Você pode ajudá-la a diminuir o estresse ensinando e estimulando a utilização de técnicas de relaxamento e exercícios de meditação.

O que é estresse?

Você já ouviu falar da "reação de lutar ou fugir". Quando sua criança está ameaçada, zangada ou com medo, o corpo produz uma profusão de estimulantes potentes, como adrenalina e hormônios do estresse, para acionar a luta vigorosa ou a fuga do perigo. Na natureza, a atividade física agressiva de lutar ou fugir usa esses neuroquímicos estimulantes. Contudo, em nossa sociedade moderna, que não permite reações físicas vigorosas de lutar ou fugir, esses potentes estimulantes produzidos no corpo não são liberados, provocando aquilo que médicos e cientistas chamam de estresse.

Por exemplo, se sua filha precisa ser bastante vigorosa em um jogo esportivo, o corpo ativa a liberação de grandes quantidades de adrenalina e hormônios do estresse na corrente sanguínea. Isso lhe permite ser mais forte e jogar mais vigorosamente. Então, enquanto ela está jogando com vigor, seu corpo queima os níveis elevados de adrenalina e hormônios e, quando o jogo acaba, ela se sente novamente como ela mesma. É isso que deve acontecer.

Contudo, se sua filha está esperando na sala de aula para fazer uma prova e seu corpo ativa a liberação de adrenalina e hormônios, não há nenhuma atividade para queimá-los. Ao contrário, espera-se que ela fique tranquilamente sentada e faça a prova, enquanto seu corpo e sua mente querem explodir. Isso é estresse biológico.

O transtorno bipolar faz o corpo da sua filha secretar um excesso de adrenalina e hormônios do estresse todos os dias. Então, quando um evento estressante aciona a liberação de ainda *mais* adrenalina e hormônios, isso é o suficiente para forçá-la até o limite. Esses níveis elevados de adrenalina e hormônios podem mudar sua atenção, comportamento, hábitos alimentares, emoções, memória, sono e raciocínio. É assim que o estresse impulsiona o transtorno bipolar.

Um estilo de vida saudável pode melhorar o transtorno bipolar de sua criança

> **A CONEXÃO DO ESTRESSE NO TRANSTORNO BIPOLAR**
>
> - O estresse faz o corpo produzir um excesso de adrenalina e hormônios do estresse. Esses componentes do estresse são transportados para o cérebro e outras partes do corpo.
> - Se esses componentes do estresse não forem queimados por meio de atividades, eles superestimulam as células cerebrais que controlam as emoções (amígdala), a memória (hipocampo) e atividade (tronco do cérebro).
> - A mudança nas células cerebrais desencadeia episódios bipolares que provocam mais estresse e a liberação de mais adrenalina e hormônios do estresse.

Que áreas do cérebro estão envolvidas na resposta de estresse?

As células cerebrais no topo da cabeça, na área hipotálamo-pituitária(HP), estão entre aquelas que controlam a produção de adrenalina. Se a área HP estiver desequilibrada, a produção de adrenalina pode ser muito alta (maníaco) ou muito baixa (depressivo). Alguns médicos acham que o transtorno bipolar resulta de um desequilíbrio na área HP do cérebro.

O estresse do meu filho sempre vem de coisas ruins?

Não, a reação de estresse pode ser provocada por qualquer coisa associada a emoções e expectativas elevadas. O estresse pode ser provocado por casamentos e funerais, prêmios e castigos, boas e más notícias.

Qual é a fonte de estresse provavelmente mais negligenciada?

Os estudos mostram que as infecções virais provocam estresse suficiente para desestabilizar o transtorno bipolar.

De que maneira posso reduzir os efeitos do estresse em meu filho (e em mim mesmo)?

Se você e seu filho pudessem relaxar totalmente o corpo e acalmar os pensamentos, o ciclo de estresse seria interrompido e os efeitos do estresse se dissolveriam. Algumas maneiras para fazer isso envolvem técnicas de relaxamento, meditação e interrupção de pensamentos.

Qual a técnica de relaxamento mais simples que você conhece e como posso utilizá-la?

A técnica mais simples é apenas respirar lentamente enquanto se concentra na respiração. Tente focar sua atenção na respiração enquanto você inspira e leva o ar para dentro do corpo, e então mantenha o seu foco enquanto expira e o ar sai para o ambiente. Comece fazendo isso trinta segundos de cada vez e então aumente para um ou dois minutos. Use essa técnica de relaxamento a qualquer hora do dia, quando tiver um momento livre e quiser relaxar. Esse também é um exercício maravilhoso para ser feito na hora de ir para a cama para ajudá-lo a relaxar e dormir. Quando estiver familiarizado com o seu funcionamento, ensine-o para sua família e para qualquer um que você queira ajudar a se acalmar e relaxar.

Minha filha é muito jovem para executar quaisquer técnicas. Há alguma outra maneira para ela ficar calma e relaxada?

Alguns médicos acreditam que aumentar a temperatura corporal tem efeitos sobre o sistema nervoso central e, com frequência, as crianças bipolares se beneficiam tomando banhos quentes. Um banho de imersão em água quente pode acalmar sua filha o suficiente para ela dormir à noite. Relaxar em uma banheira cheia de água quente também pode ser uma boa solução quando ela estiver muito zangada ou muito triste.

O que é o método de relaxamento muscular? Minha filha, que está no primeiro ciclo do curso fundamental, é muito jovem para executá-lo?

Sua filha pode aprender e utilizar a técnica de relaxamento muscular para ir dormir à noite, para se acalmar antes de fazer a lição de casa ou praticar esportes e para aliviar a tensão antes de uma prova. Você também pode usá-la para lidar com os estresses de cuidar de uma criança bipolar.

A técnica de relaxamento muscular que emprego tem um roteiro próprio (página 81). Oriente sua filha nesse exercício até ela conseguir executá-lo sozinha. Em vez de tentar explicar o papel do estresse, apenas enfatize a sensação boa que ela terá no final do exercício.

> **UMA TÉCNICA DE RELAXAMENTO MUSCULAR PARA SUA CRIANÇA**
>
> Sente-se e feche os olhos. Quero que você respire profundamente, inspirando e expirando, e sempre que inspirar quero que você imagine que está reunindo todo o estresse no seu corpo. Ao expirar, você está deixando todo o estresse sair para o ambiente.
>
> Vamos começar com os pés e os tornozelos. Contraia os músculos dessa região o máximo que puder enquanto inspira lentamente. Prenda a respiração. Agora relaxe os músculos enquanto expira e leva para fora todo o estresse que estava nos pés e nos tornozelos. Agora contraia todos os músculos das coxas, dos quadris e do estômago o máximo que puder enquanto inspira lentamente. Prenda a respiração. Agora relaxe e expire, levando todo o estresse para fora. Agora, inspire e contraia o máximo possível todos os músculos dos braços e ombros. Prenda a respiração. Agora expire lentamente e libere toda essa tensão. Finalmente, contraia todos os músculos do pescoço e da cabeça e inspire com força. Prenda a respiração por um momento e então relaxe, enquanto libera todo esse estresse. Relaxe e desfrute dessa sensação durante algum tempo.

O que é meditação e o que ela faz?

Meditação refere-se a exercícios que mudam sua maneira de pensar e de experimentar e processar informações, permitindo que o corpo e a mente consciente fiquem em um estado mais tranquilo, calmo e relaxado. A concentração na meditação envolve o direcionamento do fluxo de pensamento para um objetivo, de modo que tranquiliza a atividade mental e relaxa o corpo.

Existem meditações simples que você recomenda e que podem ajudar minha criança bipolar?

Reproduzi uma Página de Meditação, na página 82, para que você a utilize, ensinando sua criança a relaxar. Cuidadosamente, remova a Página de Meditação do livro. Coloque-a sobre uma superfície plana e leia-a para sua criança.

Página de Meditação

Faça uma cópia desta página e coloque-a onde você possa usá-la facilmente para diminuir o estresse.

Olhe para as duas linhas e observe que há um local onde elas se cruzam. Finja que esse local é um buraco escuro. Focalize toda a atenção nesse buraco escuro. Sempre que você se distrair com um pensamento, apenas coloque-o no buraco escuro e ele será sugado. Então, volte a focalizar toda a sua atenção no local onde as linhas cruzam.

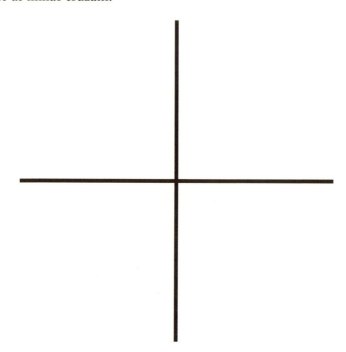

Faça a criança executar o exercício durante trinta segundos de cada vez. Com mais prática, ela será capaz de passar mais tempo focalizando o local onde as linhas se cruzam e menos tempo sendo distraída por pensamentos indesejáveis. Essa maior habilidade para controlar os pensamentos ajudará sua criança a permanecer concentrada na vida cotidiana.

Faça cópias da Página de Meditação. Coloque uma sobre a escrivaninha de sua criança, para ajudá-la a relaxar e recuperar o foco enquanto está trabalhando ou fazendo a lição de casa. Coloque uma cópia ao lado da cama, para ajudá-la a se acalmar e adormecer. Quando ela estiver aborrecida ou tendo um acesso de raiva, peça que ela vá para o quarto e use a Página de Meditação até ficar novamente calma. Crianças maiores e adolescentes podem usar a página por

Um estilo de vida saudável pode melhorar o transtorno bipolar de sua criança

conta própria para se acalmar em situações emocionais. Isso também funciona para raiva, ansiedade, depressão, ciúme e ressentimento. Desde que sua criança consiga se concentrar, a página pode ser utilizada como uma ferramenta.

Minha filha e eu achamos a Página de Meditação divertida. Como ela ajuda o seu transtorno bipolar?

A Página de Meditação permite que a mente e o corpo de sua filha relaxem e se recuperem do excesso de adrenalina e hormônios do estresse que provocam a resposta de estresse. Além disso, o mais importante, a Página de Meditação fortalece as habilidades para manter os pensamentos que ela deseja *em* sua mente consciente, e os pensamentos indesejáveis *fora* da sua mente consciente. Isso pode ajudá-la a manter o foco na lição de casa, nas provas, nos esportes ou em qualquer coisa que ela queira, sem ficar distraída. Aprender essa habilidade pode ajudá-la a evitar que pensamentos raivosos, destrutivos, negativos, improdutivos, ou quaisquer outros permaneçam em sua mente e interfiram em outros pensamentos produtivos. A meditação fortalece a habilidade para controlar pensamentos, assim como levantar pesos fortalece os músculos.

O que devo fazer com esse exercício?

Eu recomendo tentar esse exercício algumas vezes antes de ensiná-lo à sua criança. Se você não conseguir na primeira vez, tente se concentrar na página durante trinta segundos algumas vezes durante o dia até conseguir executá-lo melhor. Se ficar interessada nesse exercício, sugiro que tente usar a página para meditar todas as noites durante cinco ou dez minutos. Você pode achar a experiência muito útil para acalmar a própria mente. Quanto mais você praticar, mais benefícios notará.

Meu filho parece não conseguir fazer isso. O que está errado?

Pode ser que seu filho seja muito jovem ou não esteja muito motivado para aprender esse exercício. Tente mais algumas vezes. Se não funcionar, volte para as técnicas de respiração ou de relaxamento muscular.

Sou um adolescente interessado em meditação para acalmar minha mente e relaxar. O que você tem para mim?

Eu imprimi meus cartões profissionais para serem usados para meditação de relaxamento; na página 84 tenho uma cópia impressa que você pode usar. Faça uma cópia da página do Cartão de Meditação do livro, cole-a em um papelão e recorte o Cartão de Meditação. Então, você poderá levá-lo para qualquer lugar, como uma ferramenta para relaxamento e redução do estresse. Eis as instruções:

Primeiro, encontre o ponto minúsculo onde as duas linhas pretas se cruzam e olhe apenas para esse ponto. Concentre sua mente nesse ponto minúsculo e dirija todos os seus pensamentos para ele. Se notar que sua atenção começou a desviar, redirecione-a para o ponto preto. Sempre que notar que um pensamento perdido entrou em sua cabeça, apenas redirecione a atenção para o ponto. Então, continue sua focalização.

Enquanto continua a fazer esse exercício, perceberá que seu corpo começa a relaxar e os pensamentos se tornam mais calmos e tranquilos. Quando terminar, você pode usar sua nova condição de calmo e relaxado para solucionar problemas, interagir com as pessoas, trabalhar em projetos ou simplesmente aproveitar melhor a vida. Leve o Cartão de Meditação com você e use-o antes de aulas estressantes, discursos, eventos esportivos, provas ou quaisquer outras situações em que você precisa de foco e de alívio do estresse. O cartão é tão pequeno que pode ser usado em qualquer lugar sem ser notado. Em casa, mantenha o Cartão de Meditação por perto para ajudá-lo a se acalmar e começar o seu trabalho escolar, a se concentrar novamente quando ficar distraído e a relaxar antes da hora de dormir, para que você possa ter uma noite de sono reparador. Você talvez queira fazer diversos cartões para que eles estejam por perto quando precisar deles.

Cartão de Meditação

Faça uma cópia do quadro abaixo, cole-a em uma cartolina e leve-a com você para aliviar o estresse.

Olhe para as duas linhas e observe o ponto onde as linhas se cruzam. Quando puder ver esse ponto, focalize sua atenção nele. Deixe que toda a sua atenção focalize o ponto. Quando surgir um pensamento para distraí-lo, apenas redirecione sua atenção para o ponto e continue focalizando.

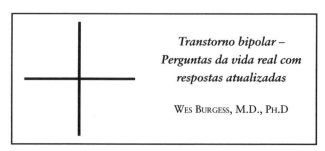

Não posso apenas aprender a acalmar por completo minha mente? Eu quero um descanso dos meus pensamentos.

Os grandes especialistas em acalmar a mente são os praticantes bem-sucedidos da meditação Zen, que existe para ensinar as pessoas a acalmar a mente e parar um pouco de pensar. Se for isso o que você precisa, entre em contato com alguém que possa ensiná-lo. Se não puder encontrar ninguém na sua região, talvez precise procurar em comunidades próximas.

Meditação vai contra as crenças da minha religião?

As técnicas de meditação que estou sugerindo agem para ajudar a curar a mente e lhe dar mais controle sobre os seus pensamentos. Esses exercícios não envolvem nenhum tipo de doutrina e não conheço nenhuma crença religiosa que eles contestem. Se você tiver alguma dúvida, verifique com o seu líder religioso e mostre-lhe o livro.

Sou um adolescente moderno e a meditação não faz o meu estilo. Há alguma outra maneira que possa ajudar a controlar meus pensamentos?

Você pode tentar técnicas de interrupção de pensamentos, como a que apresento a seguir. Comece o processo de monitoração dos seus pensamentos para que você sempre note quando um pensamento intrusivo, negativo ou obsessivo invadir sua consciência. Apenas isso irá ajudá-lo a ficar mais perto de controlar seus pensamentos. Então, quando notar um pensamento indesejável, belisque levemente a primeira articulação do polegar da mão direita e diga ou sussurre: "Eu não preciso ter esse pensamento".

Essa rotina comportamental atende vários propósitos. Ao executar essas ações, você para o pensamento em sua mente, liberando esse espaço para pensamentos desejados, úteis. Além disso, repetindo que não quer o pensamento imediatamente após ele ocorrer, você pode ajudar a parte inconsciente de sua mente a ficar preparada *antes* do próximo pensamento intrusivo, dando-lhe melhor oportunidade para filtrá-lo antes de ele alcançar sua mente consciente. Esse método pode funcionar muito bem com pensamentos moderadamente intrusivos. Contudo, se seus pensamentos são difíceis de serem controlados, talvez você precise tomar medicamentos para colocá-los em ordem (ver capítulo 5).

Tentei muito e não consigo nem começar a fazer esses exercícios sem ficar distraído. Isso é sério, porque os pensamentos indesejáveis interferem no meu trabalho na escola. Será que não tenho sorte?

No início, esses exercícios não são fáceis, mas se você não consegue começar a fazer nenhum deles, nem mesmo por dez segundos, então precisa ajustar seus medicamentos. Você é muito propenso a ter pensamentos descontrolados e os estabilizadores do humor são bons para corrigir isso.

Ouvi falar de outras técnicas de meditação, como visualizar o que você deseja ou imaginar que está em um lugar agradável. Essas técnicas são boas para minha criança bipolar?

Não concordo com nenhum exercício que focaliza fantasias. Uma das tarefas mais importantes para recuperar a mente de sua criança do transtorno bipolar é ajudá-la a focalizar o mundo real e objetivo ao seu redor e passar menos tempo em fantasias. Quando sua criança pratica intencionalmente a focalização em fantasias, isso só torna mais fácil para o transtorno bipolar controlar a mente dela. Igualmente, se você se concentrar em palavras ou pensamentos, mesmo que eles sejam bons, você está apenas exercitando sua habilidade para ser obsessivo com relação a palavras ou pensamentos. No transtorno bipolar, o objetivo é ser capaz de acalmar a mente, ligar ou desligar pensamentos de acordo com a vontade e aumentar a percepção da realidade externa ao nosso redor.

Dores de cabeça

As crianças que sofrem de transtorno bipolar têm maior probabilidade de sentir dores de cabeça do que as outras crianças. Vinte e oito por cento das crianças bipolares com enxaquecas continuam as tendo quando adultas. Felizmente, alguns medicamentos para tratar o transtorno bipolar também podem aliviar as dores de cabeça.

Há mudanças no estilo de vida que ajudarão nas dores de cabeça da minha filha bipolar?

Sugiro que você comece eliminando estimulantes, como café, chá e bebidas à base de cola; elimine também chocolate e faça uma programação regular das refeições, do sono e de exercícios. Acompanhe a quantidade e os horários das dores de cabeça e verifique se correspondem a quaisquer eventos estressantes na escola ou em casa. Por exemplo, as dores de cabeça são mais frequentes na segunda-feira pela manhã, antes de ir para a escola, ou na sexta-feira à tarde quando ela está especialmente cansada? Não fique desencorajada se as dores de cabeça desaparecem e voltam novamente. O tratamento para dores de cabeça funciona tornando-as mais breves e mais espaçadas, mas ainda haverá dores de cabeça de vez em quando.

Quais as primeiras coisas que você recomenda quando minha filha tiver uma dor de cabeça forte?

Primeiro, eu a faria deitar em um quarto silencioso com um pano frio sobre a testa. Algumas vezes, apenas um pouco de repouso é tudo o que é necessário. Se sua filha puder dormir, a dor de cabeça provavelmente terá desaparecido quando ela acordar.

Se isso não for suficiente, ajude-a a se concentrar na respiração, usando a técnica de relaxamento muscular descrita na página 81 para relaxar, o que diminuirá a dor de cabeça.

Qual é o sintoma mais importante a ser tratado em enxaquecas fortes?

Um dos piores sintomas de dores de cabeça fortes, debilitantes, é a náusea. Com frequência, é bom perguntar a seu médico sobre medicamentos para náusea, como prometazina (Fenergan) ou trimetobenzamida (Tigan). Tente obter um agente na forma de um supositório, que pode ser administrado rapidamente se sua criança bipolar está com dor de cabeça e se sente mal do estômago. Bloquear a náusea geralmente evita que a enxaqueca se torne intolerável, se você agir suficientemente rápido.

Que medicamento é tomado com maior frequência para aliviar dores de cabeça mais brandas?

Quase todos os medicamentos populares para dor de cabeça contêm um ingrediente idêntico: cafeína. Embora seja uma boa ideia evitar a cafeína para prevenir dores de cabeça, algumas vezes um aumento repentino de cafeína pode ajudar a acabar com elas. A quantidade de cafeína em uma garrafa normal de refrigerante diet cafeinado, do tipo cola, em geral, é boa para tratar dores de cabeça em crianças. Vale a pena tentar para ver se sua criança reage.

Meus amigos tomam medicamentos para enxaqueca, como Fiorinal, Fioricet, Medigesic, Esgic e Sedapap. O que são esses medicamentos? Será que eles ajudarão nas dores de cabeça do meu filho?

Esses medicamentos são barbitúricos antigos que são tóxicos e causam dependência. Nunca os indiquei para ninguém. Não deixe ninguém dá-los para sua criança.

E se as dores de cabeça da minha filha continuarem?

Certifique-se de que os medicamentos para sua filha bipolar são os melhores. Muitas vezes vi dores de cabeça diminuírem ou desaparecerem quando os sintomas bipolares se estabilizam com medicamentos eficazes. Se as dores de cabeça se tornarem muito graves para ser tratadas em casa, converse sobre o problema com seu médico, neurologistas ou especialistas em dor de cabeça. O importante é não ficar desencorajada e não desistir.

Uso e abuso de drogas

O abuso de álcool e outras drogas é uma séria preocupação para os pais de todas as crianças. Contudo, o transtorno bipolar torna as crianças dez vezes mais propensas ao abuso de drogas do que seus colegas, e os riscos são maiores se o uso de drogas começar antes dos dezoito anos. Além disso, a maior parte das drogas pode agravar o transtorno bipolar de sua criança.

Estudos demonstraram que o tratamento efetivo do transtorno bipolar de sua criança diminuirá em 70% o risco de ela se tornar usuária de álcool e drogas. Ouvi falar de casos em que adolescentes e adultos jovens pararam de usar álcool, cocaína ou outras substâncias quando o transtorno bipolar ficou sob controle. Muitas crianças me disseram: "Eu apenas não quero mais".

Abuso do álcool em crianças bipolares

O álcool perturba a função cerebral de sua criança, trabalhando contra o tratamento do transtorno bipolar e piorando os sintomas bipolares. É como se sua criança passasse o dia inteiro limpando a casa e então deixasse entrar uma

Um estilo de vida saudável pode melhorar o transtorno bipolar de sua criança

manada de elefantes. Alguns estudos mostram que 50% das crianças bipolares crescerão com problema de abuso de álcool ou outras drogas, portanto, é melhor começar cedo a ajudar sua criança a abster-se do álcool.

O que devo dizer ao meu filho para fazê-lo parar de ingerir álcool?

Diga a seu filho que é importante evitar bebidas, porque você teme que isso piore sua doença bipolar. Diga a ele que você percebe que ele será muito pressionado por parte de amigos, televisão, filmes e colegas, mas que você está realmente preocupado com a saúde e com o futuro dele e não quer que ele beba cerveja, vinho nem coquetéis.

Minha família sempre tomou um bom vinho no jantar. Por que minha filha deve abster-se de tomar vinho nas refeições? Isso nunca me criou problemas quando eu era criança.

Atualmente, eu acredito que é muito arriscado crianças bipolares terem permissão para beber. Além disso, você e sua família talvez precisem parar de beber para ter certeza de que sua criança não aprenderá hábitos que poderão arruinar a vida dela mais tarde.

Meu filho me perguntou se era ruim beber enquanto está tomando medicamentos. O que devo dizer?

Se você olhar o Physicians' Desk Reference (PDR) na internet encontrará uma advertência para não beber, caso esteja fazendo uso de medicamentos relacionados neste livro. Além de agravar o transtorno bipolar, beber enquanto se toma medicamentos pode forçar o fígado, facilitando o surgimento de problemas. Diga a ele que *é* ruim beber enquanto está tomando medicamentos.

Tenho dezoito anos e moro em uma região onde todos os garotos da escola bebem. Diga-me, realmente, qual a quantidade máxima que posso beber sem agravar meu transtorno bipolar?

Realmente, você não pode beber nada sem a possibilidade de agravar seu transtorno bipolar agora e no futuro. Em minha opinião, nem mesmo uma dose é permitida.

Ingerir medicamentos torna meu filho mais propenso a ser dependente de álcool ou drogas?

As pesquisas atuais mostram que tomar medicamentos adequados para o transtorno bipolar na verdade diminui o risco do abuso de álcool e outras drogas.

Estimulantes

Os medicamentos estimulantes aumentam anormalmente os níveis de adrenalina no cérebro e no corpo, piorando o transtorno bipolar. A regra geral para o transtorno bipolar é "sem estimulantes".

Sou uma adolescente que gosta de tomar café. Há algum problema nisso?

A cafeína é um estimulante que vicia e aumenta a adrenalina, provocando insônia, tensão muscular, pulsação rápida, sudorese e tremor. Embora a maior parte das pessoas não sofra mais do que um leve tremor, há casos conhecidos em que doses elevadas de cafeína precipitaram episódios maníacos e psicóticos em indivíduos com transtorno bipolar. Portanto, é melhor limitar o consumo de café, chá e bebidas energéticas que contêm cafeína a uma vez por dia.

E as bebidas à base de cola? Bebo diversas latas na escola todos os dias para conseguir fazer as coisas.

Com poucas exceções, refrigerantes, chás engarrafados e bebidas de ervas contêm quantidades elevadas de cafeína e outros estimulantes. Afaste-se totalmente deles ou limite a ingestão de refrigerantes a apenas 350 ml por dia.

Só bebo chás de ervas e bebidas energéticas que não contêm cafeína. Tudo bem?

Ervas como guaraná (*Pallinia cupana*) e erva-mate (*Ilex paraguariensis*) contêm níveis elevados de cafeína e componentes relacionados. Os fabricantes as utilizam para poder fabricar bebidas cafeinadas, sem realmente relacionar a cafeína no rótulo. Malva (*Sida cordifolia*), laranja-amarga (*Citrus aurantium*) e diversos outros ingredientes de ervas contêm substâncias químicas estimulantes parecidas com a adrenalina. Fique longe delas.

Tomo ginseng coreano e realmente fico animado. Tudo bem tomá-lo o tempo todo?

O *Panax ginseng* (ginseng coreano ou ginseng vermelho) é uma planta com um forte efeito estimulante. Vi casos em que grandes doses de *Panax ginseng* desencadearam episódios bipolares tão graves a ponto de exigir hospitalização.

Ouvi dizer que existem moderadores de apetite que me deixariam comer tudo o que eu quiser, perdendo peso sem precisar fazer exercícios.

Ontem à noite, vi na televisão a propaganda desses comprimidos que podem ser comprados pela internet ou pelo telefone. Sinto muito, Cinderela, mas o baile acabou. Não há nenhuma fórmula mágica para perder peso. Além disso, em geral, os moderadores de apetite vendidos sem receita médica contêm estimulantes que podem ser perigosos para o coração, além de agravar seu transtorno bipolar.

Sou um adolescente bipolar com problema de peso. Que tal comprimidos moderadores de apetite estimulantes, com prescrição?

A maior parte dos comprimidos moderadores de apetite força o coração e pode agravar seu transtorno bipolar. Os exemplos incluem fentermina (Adipex ou Ionamin), fendimetrazina (Bontril ou Prelu-2) e benzfetamina (Didrex). Eles podem causar dependência, ansiedade, irritabilidade, pânico, paranoia e psicose. Note que os fabricantes de drogas genéricas fazem a fentermina em cápsulas pretas, ou pretas e amarelas, parecidas com "estimulantes", portanto, elas também podem ser vendidas como drogas ilícitas. Fique longe delas.

Uma colega de classe me disse que a SAMe a faz sentir-se melhor. Eu posso tomá-la?

A SAMe (S-adenosil-L-metionina) é naturalmente encontrada no corpo, afetando a adrenalina, a serotonina e a dopamina no cérebro, bem como muitas outras substâncias químicas do corpo. Alguns estudos sugerem que ela funciona no cérebro como antidepressivos convencionais. Contudo, também há relatos de mania, ansiedade e insônia provocadas pela SAMe. Aconselho evitá-la por enquanto.

Meu filho me disse que a *Salvia* é uma erva natural, legal, que faz outros garotos se sentirem bem. Ela é permitida?

Vi a *Salvia* desencadear reações psicóticas em crianças suscetíveis. Eu realmente não acho que ela será legal por muito tempo. Diga a seu filho para evitá-la.

Posso fumar ou não? Minha mãe trata o fumo como se fosse um vício em drogas.

Trabalhei com muitos pacientes cujo transtorno bipolar se tornava instável quando eles fumavam. O fumo reduz a quantidade de medicamentos que chega ao corpo. Alguns estudos mostram que indivíduos bipolares fumantes têm incidência de suicídio duas vezes mais elevada do que aqueles que não fumam. Também há casos registrados em que doses elevadas de nicotina desencadearam episódios bipolares. Não fume, por favor.

Ouvi dizer que o transtorno bipolar está associado a doença cardíaca. Isso é verdade?

Atualmente, as crianças bipolares correm maior risco de pressão sanguínea elevada (35%) e colesterol alto (23%) com maior probabilidade de ataque cardíaco, insuficiência cardíaca, Doença Pulmonar Obstrutiva Crônica (DPOC) e acidente vascular. Contudo, grande parte desse risco vem da grande proporção de indivíduos bipolares que atualmente fumam cigarros (40%). Espero que os riscos para sua criança sejam menores do que esses, se ela não começar a fumar cigarros na adolescência.

Fumo maconha, mas apenas uma ou duas tragadas por dia. Isso é bom, certo?

A maconha é uma droga com efeitos estimulantes. Ela aumenta a atividade da adrenalina, que pode ampliar os sintomas bipolares. O transtorno bipolar pode torná-lo tão sensível à maconha que você fica drogado com apenas uma tragada. Contudo, o que conta é o efeito no seu corpo e no seu cérebro, não o quanto você precisa fumar. Conheci pessoas que fumavam maconha e que *nunca* foram capazes de controlar a depressão bipolar. Mesmo uma pequena quantidade pode causar problemas.

> ## Cinco passos para diminuir os sintomas bipolares de sua criança com mudanças no estilo de vida
>
> 1. Estimule sua criança a ir para a cama e a levantar no mesmo horário todos os dias.
> 2. Estimule sua criança a fazer refeições adequadas nos mesmos horários todos os dias.
> 3. Estimule sua criança a se exercitar bastante todos os dias, mas não fazer exercícios em excesso.
> 4. Estimule sua criança a usar técnicas de relaxamento e meditação para diminuir o estresse.
> 5. Ajude sua criança a evitar cafeína, cigarro, álcool, estimulantes e outras substâncias que agravam o transtorno bipolar.

O que há em comum entre cocaína e estimulantes que agrava o transtorno bipolar?

A cocaína, a metanfetamina (estimulante) e as drogas prescritas, como bupropiona (Wellbutrin, um antidepressivo) e bromocriptina, aumentam os níveis de uma substância química do cérebro chamada dopamina. Isso desestabiliza o transtorno bipolar e pode desencadear episódios depressivos bipolares, maníacos ou psicóticos.

O orientador disse que meu filho estava se "automedicando" ao ingerir cocaína. Você acredita nisso?

Não há nada de semelhante entre seu filho tomar drogas bipolares prescritas e adequadas – que o fazem se sentir ele mesmo, com seu cérebro funcionando normalmente – e o uso de cocaína, metanfetamina (estimulante) ou outras drogas ilícitas que o deixam excitado, fazem seu cérebro funcionar anormalmente e levam-no a se comportar desequilibradamente. As drogas ilícitas não são tratamento para o transtorno bipolar e seu uso é abuso ilegal de drogas e não "automedicação".

5
O tratamento médico pode ajudar sua criança bipolar

Em geral os pais encaram os medicamentos com apreensão e isso é bom. Sua principal responsabilidade é a saúde e o bem-estar de sua criança e é você quem decide se ela vai ou não receber medicamentos. Não há garantias de que os medicamentos vão funcionar e todos eles têm efeitos colaterais potenciais. Se você não tentar medicamentos, saberá que não fez nada para piorar as coisas.

Por outro lado, se você decidir tentar usar medicamentos, terá oferecido à sua criança bipolar o tratamento que mais provavelmente irá controlar o transtorno bipolar, evitando que a doença avance à medida que ela cresce. De todos os tratamentos disponíveis para o transtorno bipolar, os medicamentos são os mais importantes para a criança, porque somente eles podem fazer o cérebro e o sistema nervoso funcionarem como devem. O melhor é que os medicamentos podem lhe dar uma excelente oportunidade de ver sua criança como ela seria sem a doença. Felizmente, a decisão de dar medicamentos a ela não é tão ruim quanto possa parecer. Saber o que os medicamentos fazem e não fazem e o que é o tratamento farmacológico irá ajudá-lo a orientar sua criança e acalmá-la. Se sua criança tomar o medicamento certo, rapidamente você ficará tranquilo, sabendo que ele não mudará a personalidade dela nem lhe roubará a individualidade. Nas primeiras semanas em que a criança toma medicamentos, a maioria dos pais compreende que ela *pode* melhorar e isso tira de seus ombros o enorme peso dos temores.

Tenho muito medo de dar medicamentos à minha filha. Você pode dizer alguma coisa para me tranquilizar?

Ao tornar-se parte desse processo, pela educação e pelo trabalho conjunto com o psiquiatra de sua filha, isso não parecerá tão estranho ou assustador. Como pai, você tem um *insight* especial das necessidades e da natureza de sua criança, que o ajudarão a orientar suas escolhas.

Explique de maneira bem simples, sem aquelas palavras difíceis que os médicos usam: o que os medicamentos fazem?

Falando de maneira simples e direta, os medicamentos repõem substâncias químicas que estão ausentes no cérebro. Quando faltam substâncias químicas, o cérebro não está saudável e não pode funcionar. Quando são proporcionadas as substâncias químicas cerebrais corretas, o cérebro pode funcionar como deve, naturalmente.

Quais são os medicamentos permitidos para tratar o transtorno bipolar da minha criança?

Quase nenhum dos medicamentos utilizados nos últimos quarenta anos para tratar o transtorno bipolar em crianças está autorizado pela FDA para esse propósito. O sal de lítio é o único medicamento importante para o transtorno bipolar aprovado pela FDA e apenas para tratar a mania em adolescentes. Muitos dos estabilizadores do humor, como você verá, são liberados para uso em crianças muito pequenas com outras doenças, mas não para utilização no transtorno bipolar. Mesmo os medicamentos rotineiramente usados para tratar com segurança adultos e adolescentes bipolares não foram liberados para utilização em crianças. Há uma relutância em se realizar as pesquisas clínicas necessárias para obter essa autorização devido às responsabilidades legais que qualquer instituto de pesquisa enfrentaria ao utilizar medicamentos não autorizados em crianças doentes. Esses estudos são muito caros e exigem revisões e permissões extras, e as crianças apresentam respostas muito variáveis para serem bons sujeitos em pesquisas. As companhias farmacêuticas estão muito felizes em evitar totalmente a questão da responsabilidade legal, com a garantia de que seus medicamentos não liberados continuarão sendo utilizados pelos médicos para tratar pacientes infantis com transtorno bipolar. Isso significa que, por enquanto, não conseguiremos nenhuma ajuda da FDA ou de corporações farmacêuticas no tratamento de nossas crianças bipolares.

Se sua criança está bem, tomando medicamentos há alguns anos, essa falta de apoio não parecerá importante. Mas se você está apenas iniciando o tratamento médico de sua criança terá de encontrar um médico experiente em quem você confie. Este livro pode ajudá-lo a saber mais sobre medicamentos e você pode conversar com outros pais na escola de seu filho e em grupos de apoio aos pais. Contudo, você só terá a segurança de que precisa quando vir que sua criança está melhorando, sem apresentar quaisquer outros problemas. Até lá, a educação e um bom relacionamento com o médico são seu principal suporte para iniciar o tratamento médico de sua criança.

Por que minha filha bipolar precisa tomar medicamentos? A psicoterapia não é suficiente?

A terapia certa com o terapeuta certo é importante para a recuperação de sua filha. Entretanto, os medicamentos devem vir em primeiro lugar para que ela possa pensar com clareza e participar ativamente da terapia. Só os medicamentos podem fazer as células cerebrais funcionarem normalmente. Os medicamentos são uma parte tão necessária no tratamento do transtorno bipolar que, em algumas situações, pode ser considerada negligência profissional a recomendação apenas da psicoterapia. Muitas vezes eu digo que "a psicoterapia *sem* medicamentos produz um ano de progresso em cinco anos; a psicoterapia *com* medicamentos produz cinco anos de progresso em um ano".

Por quanto tempo meu filho terá de tomar medicamentos para transtorno bipolar?

Os médicos dirão que seu filho terá de tomar os mesmos medicamentos para sempre, mas eu sei que isso não é verdade. Seja o que for que ele esteja tomando agora, tenho certeza de que estará recebendo tratamentos muito melhores nos próximos anos. Há tantos trabalhos científicos sobre causas e tratamento do transtorno bipolar e uma pressão tão grande para se encontrar novos medicamentos e outros tratamentos que, no futuro próximo, seu filho provavelmente se beneficiará de grandes avanços nos tratamentos. Portanto, o que você precisa agora é ser paciente. Se você não está totalmente feliz com os medicamentos que seu filho bipolar toma agora, com certeza pode aguardar melhores tratamentos no futuro. Se você está totalmente satisfeito agora, então tenho certeza de que ficará ainda mais satisfeito nos próximos anos.

> ## POR QUE O TRANSTORNO BIPOLAR INFANTIL NÃO PODE SER TRATADO APENAS COM PSICOTERAPIA?
>
> 1. Somente os medicamentos podem ajustar as células cerebrais bipolares disfuncionais* no âmago do transtorno bipolar, que estão fazendo sua criança ter problemas para controlar as emoções e os pensamentos.
> 2. Só os medicamentos podem impedir que pensamentos e emoções indesejáveis e perturbadores entrem na mente de sua criança expulsando os pensamentos e emoções positivos e construtivos que ela deseja e precisa.
> 3. Pode ser impossível sua criança aprender na escola quando a atenção, a memória e as habilidades para solucionar problemas estão prejudicadas pelo transtorno bipolar.
>
> Entretanto, após os medicamentos ajudarem a clarear a mente e os processos de raciocínio da sua criança, é possível um grande progresso em todas essas áreas.

Gostaria de adiar o tratamento da minha filha o máximo possível. Isso não lhe parece razoável?

Na verdade, não. Enquanto o transtorno bipolar não for tratado, ela não poderá usar totalmente seus talentos, habilidades e intelecto. Ela começará a ter baixa autoestima e os consequentes fracassos e decepções desnecessários a farão ter expectativas sombrias com relação ao futuro. Você corre o risco de ela começar a acreditar que é lenta, desmotivada e antissocial. Infelizmente, depois que as crianças se acostumam com a ideia de que não são capazes de serem brilhantes, criativas, motivadas e autossuficientes, é difícil mudar essas crenças.

Mas esses problemas vão desaparecer mais tarde se eu finalmente der medicamentos ao meu filho, certo?

Não necessariamente. O transtorno bipolar piora com a idade e a cada episódio bipolar. Infelizmente, com frequência, esse agravamento é permanente.

---

* Alteração da função celular cerebral (NT).

Como posso evitar o agravamento do transtorno bipolar da minha criança?

Atualmente, os medicamentos são as únicas coisas que conhecemos que podem bloquear sintomas bipolares recorrentes e ajudar a evitar a piora da doença.

Como os medicamentos poderiam possivelmente ajudar na depressão do meu filho bipolar? Ela é provocada por coisas como notas ruins, amigos ruins, desentendimentos com a irmã, e assim por diante.

Os sintomas depressivos de seu filho provavelmente surgem quando coisas ruins acontecem e o nível de estresse dele aumenta. Entretanto, nenhum pai deseja que o filho seja depressivo, com ou sem justificativas. Sem a depressão, sua criança pode ser mais feliz, obter notas melhores, escolher amigos melhores e se entender com os membros da família. O tratamento adequado ajudará seu filho a solucionar os próprios problemas, evitando outros eventos depressivos.

Por que não posso apenas deixar minha filha se desenvolver em seu próprio ritmo?

Certamente, devemos deixar nossas crianças se desenvolverem no próprio ritmo natural, mas se sua filha está artificialmente atrasada devido ao transtorno bipolar, ela pode perder terreno em seu desenvolvimento. As crianças já são forçadas a acompanhar um ritmo rápido na escola. Se sua filha ficar muito para trás, pode não conseguir se recuperar antes de fazer exames de admissão ou se matricular na faculdade. Além disso, crianças com problemas de maturidade social acabam com amigos imaturos, más influências e tendência a ter uma vida social conturbada. É seu trabalho tentar remediar essa situação antes que sua filha tenha perdido muito tempo.

Mas meu filho está indo bem na escola. Por que eu deveria me preocupar pensando que ele poderia ir melhor?

É importante para seu filho ter a autossatisfação e a alegria que vêm quando ele faz o melhor. Embora seu filho esteja indo bem agora, ele pode estar perdendo uma oportunidade para ser ótimo se não puder desenvolver totalmente seus talentos e suas habilidades naturais.

Por que usar medicamentos quando os tratamentos "naturais" são totalmente seguros e não têm efeitos colaterais?

Atualmente não existe nenhuma vitamina, erva ou suplemento que fará as células cerebrais disfuncionais funcionarem como devem. Nenhum componente natural foi considerado efetivo e seguro para tratar o transtorno bipolar, e alguns que estão sendo oferecidos para tratar a "depressão" podem agravar o transtorno bipolar de sua criança (ver capítulo 4). Acredite em mim, se houvesse mais opções de tratamento mais básico do que os medicamentos, você estaria lendo a seu respeito aqui.

Devemos dar à nossa filha uma dose de medicamento mais baixa, por questões de segurança?

Vocês deveriam tentar manter sua filha tomando a dose que lhe proporciona um *ótimo* controle dos sintomas bipolares. Nós desejamos lhe dar o melhor tratamento possível e os benefícios que ela recebe dos tratamentos com algumas drogas podem corresponder a doses mais elevadas.

Os medicamentos não vão envenenar meu filho se ele tomá-los por muito tempo? Eles não se acumulam no organismo?

Já ouvi falar também dessa noção, mas não sei onde ela se originou. A maior parte dos medicamentos para o transtorno bipolar deixa o corpo em algumas horas ou dias. Muitas pessoas tomam medicamentos para transtorno bipolar há décadas e o corpo delas não apresenta nenhuma evidência de estar acumulando alguma coisa. Em geral, elas tomam exatamente a mesma dose de medicamento durante anos.

MEDICAMENTOS UTILIZADOS PARA O TRANSTORNO BIPOLAR

Estabilizadores do humor: a primeira linha de tratamento
- Estabilizadores do humor comprovados: carbamazepina, lítio, Depakote
- Um estabilizador do humor recente: Lamictal
- Pode ter qualidades estabilizadoras do humor: clonidina

Antipsicóticos: a segunda linha de tratamento
- Antipsicóticos comprovados: Geodon, Seroquel, Zyprexa
- Antipsicóticos antigos: trifluoperazina, Orap e outros

> **Tratamentos novos e não comprovados**
> - Não farmacológicos: Estimulação Magnética Transcraniana repetitiva (EMTr)
> - Novos medicamentos: antiesteroides, reguladores de glutamato, novos anticonvulsivos

E os efeitos colaterais dos medicamentos? Eles estão todos relacionados?

Não. Eu só tenho espaço para relacionar alguns dos efeitos colaterais que conheço de cada medicamento. Para mais detalhes, você precisa falar com seu médico.

Estabilizadores do humor

A categoria de medicamentos chamados estabilizadores do humor é a base do tratamento do transtorno bipolar. Sua criança bipolar não está sendo tratada adequadamente a não ser que esteja tomando um medicamento estabilizador do humor. Estes são um grupo de medicamentos anticonvulsivos que tratam as células cerebrais disfuncionais que provocam o transtorno bipolar. Podem normalizar as emoções extremas de tristeza, desesperança, ansiedade, medo, pânico, irritabilidade e raiva e melhorar a concentração; ajudar a manter afastados pensamentos intrusivos, indesejáveis; e diminuir a facilidade para se distrair, apurando a atenção e o desempenho escolar de sua criança. Meus pacientes dizem que esses medicamentos eliminam a "neblina" de sua mente. Os estabilizadores do humor também diminuem os comportamentos impulsivos que ocorrem durante períodos de depressão, ansiedade, raiva ou euforia.

O que os estabilizadores do humor fazem no cérebro do meu filho?

Eles estabilizam as membranas celulares do cérebro (canais de sódio e cálcio) para manter as células cerebrais disparando no ritmo normal. Eles também têm outros efeitos, acalmando as emoções de seu filho e diminuindo a quantidade de hormônios do estresse.

Há algum estabilizador do humor que possa curar as células cerebrais da minha criança?

Há evidências científicas de que carbamazepina, sal de lítio, valproato e lamotrigina podem ajudar a proteger e/ou desenvolver células cerebrais saudáveis. Alguns estabilizadores do humor, especialmente a carbamazepina, são utilizados após lesão cerebral como parte do processo de recuperação.

Em quais sintomas do transtorno bipolar da minha filha os estabilizadores do humor ajudarão?

Como eles tratam células cerebrais disfuncionais que acionam todos os sintomas bipolares, os estabilizadores do humor ajudarão em todos os aspectos do transtorno bipolar de sua filha.

Os estabilizadores do humor alguma vez já fizeram milagres? Com certeza preciso de um para meu filho.

Vi reviravoltas dramáticas após a administração de carbamazepina, sal de lítio e valproato. Contudo, diferentes crianças e médicos podem ter diferentes resultados.

Os estabilizadores do humor vão interferir na escola ou nas lições de casa?

Na verdade, os estabilizadores do humor devem ajudar sua criança a se sair melhor na escola e nas lições de casa, aumentando a atenção, a organização, a memória e a habilidade para solucionar problemas lineares.

Os estabilizadores do humor vão eliminar rapidamente a depressão da minha filha?

A depressão bipolar não é tão fácil de ser eliminada quanto a depressão unipolar. Além disso, a depressão bipolar provoca acúmulo de maus hábitos de sono, maus hábitos sociais e atitudes pessimistas, e é preciso tempo para esses hábitos mudarem. O tratamento da depressão bipolar exige cuidados e um pouco de paciência, mas o esforço valerá a pena quando os sintomas depressivos de sua filha começarem a desaparecer.

Os medicamentos estabilizadores do humor vão me ajudar a jogar melhor beisebol, futebol ou voleibol?

Você precisa pensar muito para participar desses jogos. Atletas infantis que jogam essas modalidades me disseram que seu desempenho melhorou depois que eles começaram a tomar estabilizadores do humor, particularmente no beisebol. Acho que as melhoras ocorrem porque essas crianças são capazes de prestar mais atenção, raciocinar mais rapidamente e tomar decisões mais lógicas enquanto estão jogando. Além de ter melhor capacidade intelectual, os jogadores também me disseram que estavam mais coordenados, o que eu não sei explicar. Não notei nenhuma vantagem particular no basquete.

Meu amigo disse que seu filho toma um estabilizador do humor e que sua letra melhorou. Isso é possível?

Muitas vezes, vi a letra confusa e desordenada de crianças bipolares melhorar depois que elas tomaram estabilizadores do humor.

Qual a dose que meu filho terá de tomar e como isso é decidido?

A maior parte dos médicos começará com uma dose muito baixa, apenas para ter certeza de que ele não receberá demais ou terá uma reação ruim. Aumentar a dose lentamente permite que o corpo se adapte ao medicamento e dá tempo ao médico para encontrar a melhor dose.

Com que frequência meu filho precisará tomar estabilizador do humor?

Seu filho precisa tomar os estabilizadores do humor todos os dias, no mesmo horário. Eu recomendo que ele tome toda a dose do estabilizador do humor à noite. Assim fica mais fácil lembrar e, se ocorrerem efeitos secundários menores, como tontura ou visão embaçada, eles vão acontecer à noite quando ele estiver dormindo.

Meu filho vai voltar a ser como era se eu suspender os estabilizadores do humor?

O pensamento, as emoções, os problemas de sono, os padrões alimentares e a fadiga do seu filho bipolar voltarão rapidamente depois que os medicamentos forem suspensos. Os bons hábitos que os estabilizadores do humor ajudaram a criar podem durar semanas, mas eles também vão desaparecer se a medicação for interrompida.

Posso parar imediatamente os estabilizadores do humor da minha filha?

Como todos os medicamentos, os estabilizadores do humor de sua filha devem ser diminuídos lentamente, de acordo com as instruções do médico. Uma interrupção súbita poderia potencialmente causar episódios bipolares graves ou até convulsões. Não pare o estabilizador do humor de sua filha de uma só vez.

POR QUE O MÉDICO PEDE EXAMES DE SANGUE?

Esses exames são para verificar as doses de carbamazepina, sal de lítio e valproato, que mostrarão o quanto de dose está disponível para o corpo. Eis alguns dos motivos para a realização de exames de sangue:

- Ter certeza de que sua criança está tomando o medicamento.
- Ter certeza de que sua criança não está tomando medicamento em excesso.
- Ter certeza de que as funções do sangue, dos rins e do fígado estão ótimas.
- Usar como referência para comparar com exames de sangue anteriores e futuros.

Como os exames de sangue ajudam o médico a determinar o nível da dose para meu filho?

Eles não ajudam. O médico só pode dizer se a dose está correta examinando seu filho para verificar se ele está melhor. Você também deveria contar ao médico a reação de seu filho a cada nova dose. O médico usará essa informação e o exame para decidir se é necessário um ajuste na dose. Os exames de sangue podem nos mostrar se a dose está muito elevada, mas não podem nos mostrar se ela é eficiente.

Por que todos os medicamentos têm dois nomes?

O nome do medicamento em letras minúsculas é o nome genérico e o nome em letras maiúsculas é o nome comercial. Uso principalmente nomes genéricos, mas como algumas pessoas estão mais familiarizadas com os nomes comerciais, com frequência, relaciono ambos.

Carbamazepina (Equetro, Carbatrol, Tegretol, Tegretol XR e outros nomes comerciais)

Nesse momento, a carbamazepina é o estabilizador do humor que mais prescrevo. A carbamazepina é um dos três estabilizadores do humor comprovadamente capazes de interromper sintomas bipolares, evitando que eles retornem. A carbamazepina tem sido utilizada no transtorno bipolar há muitos anos e suas efetividade e segurança são bem compreendidas. De todos os estabilizadores do humor disponíveis, meus pacientes e seus pais só têm coisas boas a dizer sobre a carbamazepina. Ela é vendida como Equetro, Carbatrol e outras marcas, e está disponível em cápsulas de liberação prolongada, comprimidos comuns e comprimidos mastigáveis. A carbamazepina também está disponível em líquido, mas como ela sedimenta no frasco, não recomendo essa forma.

Como a carbamazepina é autorizada?

A carbamazepina é autorizada para uso no transtorno bipolar em adultos sob nome comercial Equetro. O Tegretol, Carbatrol e outras formas de carbamazepina são liberadas para uso em crianças com menos de seis anos para o tratamento de epilepsia, mas não para transtorno bipolar.

Como minha filha vai se sentir quando tomar carbamazepina?

A carbamazepina trata todos os possíveis sintomas bipolares, incluindo raiva, ansiedade, atenção, foco, hiperatividade, comportamentos impulsivos, pensamentos intrusivos, problemas de sono e dificuldade com lógica e análise. Com frequência, as crianças maiores dizem que se sentem mais relaxadas, mas embora seu humor e desempenho escolar melhorem, em geral, as crianças mais novas não sabem se estão tomando alguma coisa.

A carbamazepina pode ajudar minha filha com sua depressão bipolar?

Muitos dos meus pacientes e seus pais me afirmaram que a carbamazepina ajuda nos sintomas depressivos.

Eu sou tímido com o sexo oposto. A carbamazepina ajudará nisso?

A carbamazepina é um dos medicamentos que uso para tratar a timidez e a ansiedade social no transtorno de ansiedade social; muitas crianças e adultos bipolares acham que ela ajuda na ansiedade social provocada pelo transtorno bipolar.

Quanto tempo minha filha terá de esperar para obter resultados após começar a tomar carbamazepina?

Diferente de outros tipos de medicamentos, você conseguirá ver resultados positivos da carbamazepina alguns dias depois de conseguir a dose ideal para sua filha. Contudo, talvez sejam necessários diversos aumentos na dose antes de chegar a dose ideal, especialmente se o médico for conservador.

Que tipos de doses de carbamazepina você prescreve?

Geralmente começo com 100 mg para serem tomadas à noite e espero começar a ver um efeito substancial por volta de 400 a 800 mg. Muitas crianças bipolares precisam de doses mais elevadas, mas, em algumas, 100 mg são o suficiente para produzir benefícios. Ao iniciar a carbamazepina, com frequência, prefiro usar as fórmulas de liberação prolongada, como o Equetro, se o custo não for problema. Peça recomendações ao seu médico.

Quais são os efeitos colaterais menores que meu filho deve esperar ao tomar carbamazepina?

Os efeitos colaterais mais comuns são tontura, náusea e visão embaçada. Muitas crianças não sentem efeitos colaterais e outras, apenas efeitos colaterais brandos que desaparecem alguns dias após o início da medicação.

A carbamazepina provoca sonolência? Não quero fazer minha filha se sentir sonolenta.

Com frequência as crianças me dizem que é relaxante tomar carbamazepina, e ela pode ajudar as crianças a adormecer à noite. Sugiro que sua filha tome a carbamazepina na hora de dormir, de modo que se houver sonolência ela ocorrerá durante a noite e terá desaparecido pela manhã.

Minha filha pode sentir alguns efeitos colaterais realmente severos com a carbamazepina?

Como a maior parte dos medicamentos, foram relatados alguns efeitos colaterais severos e raros com a carbamazepina. Sua filha poderia ter uma erupção cutânea que, em geral, consiste em pontos avermelhados ou bolhas que se espalham do meio do peito para fora, mas geralmente não doem nem coçam. Se houver uma erupção cutânea, a carbamazepina terá de ser interrompida imediatamente, pois pode potencialmente causar doença ou mesmo mortalidade se não for verificada. Contudo, vi menos de uma dúzia de casos de erupção cutânea em todos os meus anos de prática e todos foram resolvidos rapidamente depois da interrupção da carbamazepina.

Também houve casos de anemia ou falta de células sanguíneas vermelhas relatados por pessoas que tomavam carbamazepina. Isso poderia ser fatal se ignorado. Contudo, eu nunca vi essa anemia. Um escritor estimou que a probabilidade é de uma em um milhão. Pergunte ao seu médico sobre a experiência dele.

Depois que meu filho tomar carbamazepina durante algum tempo, o médico terá de aumentar a dose?

O corpo faz as próprias enzimas para digerir a carbamazepina e é por isso que após alguns meses o nível de carbamazepina na corrente sanguínea de seu filho diminuirá naturalmente. Nesse momento, o médico pode desejar aumentar ligeiramente a dose apenas para manter o mesmo nível na corrente sanguínea.

Como o médico vai supervisionar a quantidade de carbamazepina no sangue da minha filha?

Exames de sangue podem ser feitos para mostrar a quantidade de carbamazepina na corrente sanguínea e para fazer a contagem de células sanguíneas vermelhas a fim de confirmar que ela não tem anemia.

Minha irmã toma carbamazepina para epilepsia. É a mesma que é utilizada no transtorno bipolar?

Além do transtorno bipolar, a carbamazepina é usada na epilepsia, neuralgia e outras condições.

Sal de lítio (Eskalith, Lithobid e outros nomes comerciais)

Gregos e romanos começaram uma longa tradição de mandar indivíduos nervosos e maníacos para *spas* a fim de fazê-los beber e mergulhar em fontes que continham sal de lítio natural. Essas nascentes calmantes continuam a ser usadas na Europa até hoje. Infelizmente, sua criança teria de beber grandes quantidades de água da fonte para obter sal de lítio suficiente para melhorar os sintomas bipolares, e a quantidade de sal de lítio que ela consumiria variaria de um dia para o outro. Portanto, agora o sal de lítio é composto em pastilhas e cápsulas que contêm quantidades precisas dessa substância natural.

O sal de lítio já foi um dos medicamentos de venda livre mais popular dos Estados Unidos. Em sua forma prescrita, ele tem sido utilizado para tratar transtorno bipolar em crianças e adultos há mais de trinta anos e mostrou ser efetivo em estudos clínicos e consultórios médicos por mais de um século.

Como o sal de lítio funciona no corpo da minha filha?

O sal de lítio impede que as células cerebrais da sua filha fiquem hiper-reativas, fazendo as células disfuncionais funcionarem normalmente. Ele diminui a dopamina e a adrenalina, que podem causar mania, também aumenta a serotonina na parte do cérebro que controla as emoções (sistema límbico), um efeito que ajuda a diminuir a depressão, a raiva e o suicídio. O sal de lítio afeta uma substância química do cérebro chamada inositol (ver capítulo 4), que é outra maneira como ele pode ser eficaz no transtorno bipolar.

O que há de tão bom no sal de lítio para meu filho bipolar?

O sal de lítio funciona rapidamente e é especialmente bom para controlar a raiva, a depressão e a impulsividade. Ele também tem uma probabilidade muito elevada de funcionar em sua criança e é um dos três estabilizadores do humor comprovadamente capazes de parar os sintomas bipolares, impedindo que eles voltem. Algumas vezes, acrescento uma dose baixa de sal de lítio a outros medicamentos para o transtorno bipolar a fim de melhorar seu efeito em adolescentes. Muitos médicos mais antigos se sentem mais confortáveis e familiarizados com o uso do sal de lítio do que com o de outros estabilizadores do humor devido ao seu longo histórico clínico. Esse medicamento vem em cápsulas comuns, pastilhas de liberação prolongada e em líquido com sabor. O sal de lítio está amplamente disponível e é relativamente barato.

O sal de lítio é licenciado para o tratamento do transtorno bipolar em crianças?

O lítio é a única droga com a aprovação da FDA para a mania em adolescentes. Ele está liberado para o tratamento do transtorno bipolar a partir dos doze anos até a vida adulta. Ele não está liberado para utilização em crianças menores, embora seja frequentemente usado com esse propósito.

O sal de lítio ajudará na depressão da minha filha?

Um estudo demonstrou que o sal de lítio diminuiu significativamente a depressão em 80% dos indivíduos depressivos bipolares. Essa porcentagem de sucesso é tão boa ou melhor do que a eficácia de antidepressivos no tratamento da depressão maior unipolar. Como o lítio é tão efetivo, realmente não há motivo para dar antidepressivos a crianças depressivas bipolares.

O sal de lítio ajudará a evitar pensamentos suicidas em minha criança depressiva?

Em muitos estudos, o sal de lítio demonstrou reduzir pensamentos e ações suicidas significativamente. Acredito que esse é um reflexo de como, em geral, o sal de lítio funciona bem no tratamento do transtorno bipolar.

Qual a diferença entre carbamazepina, valproato e lamotrigina, chamadas de drogas antiepilépticas (AE), e o sal de lítio? O sal de lítio parece ser o único estabilizador do humor que não ajuda nas convulsões.

Na verdade, pode não haver tanta diferença quanto você pensa. Vi pesquisas que indicam que, na dose correta, o sal de lítio também possui propriedades anticonvulsivas.

Meu filho diz que sente sede e precisa urinar depois de tomar o sal de lítio. Por quê?

O sal de lítio deixa seu filho com sede, assim como o sal. Consequentemente, ele pode tomar mais líquido e urinar com maior frequência. É uma boa ideia para evitar a desidratação, mas não há necessidade de tomar líquidos o tempo todo, o que poderia diluir os medicamentos e os nutrientes no sangue. Ocasionalmente, uma criança propensa a enurese pode molhar a cama se não esvaziar a bexiga antes de ir dormir.

O médico vai querer que minha filha faça exames de sangue?

É importante supervisionar os níveis de sal de lítio no sangue de sua filha para ter certeza de que ela não o está recebendo em excesso. Seu médico também pode pedir outros exames de sangue para verificar a função dos rins e da tireoide.

O que pode acontecer se o nível de lítio no sangue da minha filha ficar muito alto?

Se o nível de lítio no sangue de sua filha estiver alto, ela pode sentir efeitos colaterais como tremor e fala incompreensível. Quando o nível de lítio está *muito* alto, pode prejudicar os rins. Em geral, isso só é uma preocupação se ela ficar seriamente desidratada. Isso pode acontecer se ela estiver vomitando, suando, com diarreia ou febre durante um período de doença. Sempre verifique com seu médico se você deve diminuir ou interromper algumas doses do sal de lítio quando ela estiver com gripe. É uma boa ideia saber quais são os resultados do exame de sangue e manter sua criança hidratada, especialmente no verão.

O que devo fazer se minha filha estiver com gripe e perdendo líquido?

Essa é uma boa hora para prestar atenção especial na ingestão de líquidos de sua criança bipolar. Há um produto ideal chamado Pedialyte que contém líquidos e minerais para reidratar crianças. Atualmente, você pode encontrá-lo em muitos supermercados. É uma boa ideia manter uma garrafa na geladeira.

O sal de lítio afetará a aparência da minha filha?

O sal de lítio torna mais fácil o ganho de peso, embora o efeito não seja tão forte quanto o do valproato. A maior parte dos meus pacientes que tomam lítio mantém muito bem o peso sob controle, mas, se uma criança já está com excesso de peso, pode ser melhor outro estabilizador do humor. Por outro lado, o sal de lítio pode ajudar sua filha a ganhar peso se ela for muito magra.

Ele também pode aumentar o surgimento de acne, um fator importante a ser considerado em adolescentes preocupados com a aparência.

Eu realmente deveria dar lítio para minha criança? Ouvi dizer que é para pessoas loucas.

Algumas pessoas têm a noção errada de que o sal de lítio só é usado em doença mental severa e que se você o está tomando, então alguma coisa terrível deve estar acontecendo. No passado, quando um adulto estava mentalmente muito doente, os médicos prescreviam todo tipo de medicamento que poderia ajudar e, com frequência, o sal de lítio fazia parte da mistura. Talvez essa prática tenha gerado esses conceitos errados a respeito desse medicamento.

O que você acha do sal de lítio?

Eu acho que o sal de lítio é um bom medicamento para o transtorno bipolar, especialmente se a criança for capaz de controlar efetivamente seu peso.

Valproato (Depakote, Depakote ER) e ácido valproico (Depakene)

Durante anos, o valproato (Depakote) foi o estabilizador do humor preferido dos médicos americanos. Pesquisas demonstraram que, em todos os aspectos, ele é uma das melhores drogas para o transtorno bipolar em adultos, sendo um dos três estabilizadores do humor que evita o retorno dos sintomas bipolares em adultos. Contudo, não o achei tão útil quanto a carbamazepina ou o sal de lítio para o tratamento de crianças bipolares devido às suas qualidades sedativas e outros efeitos colaterais.

O Depakote está liberado para tratar o transtorno bipolar em crianças?

O Depakote está liberado para tratamento do transtorno bipolar, mas somente em adultos. Ele também está liberado para utilização segura na epilepsia de crianças a partir dos dez anos e para tratar enxaquecas em crianças com dezesseis anos ou mais.

Que sintomas do transtorno bipolar o valproato melhora?

Como acontece com outros estabilizadores do humor, o valproato trata a causa central do transtorno bipolar e melhora a maior parte dos sintomas bipolares. Com muita frequência, meus pacientes adultos relatam maior clareza de raciocínio e menos pensamentos obsessivos.

Em minha experiência, o valproato parece ser menos eficaz no tratamento da depressão bipolar do que os outros estabilizadores do humor, provavelmente porque é mais sedativo, e a sedação e a fadiga são sintomas importantes da depressão bipolar.

Quais são alguns dos outros problemas na prescrição do valproato para crianças bipolares?

A sedação branda é a principal queixa dos meus pacientes que tomam valproato. Além disso, dos três principais estabilizadores do humor, o valproato parece ser aquele com maior probabilidade de fazer as crianças ganharem peso. Algumas vezes também ocorre tremor nas mãos ou nos pés, o que pode interferir no desempenho físico e constranger as crianças.

Há evidências claras de que o valproato pode agravar a síndrome do ovário policístico em mulheres adultas devido ao leve aumento nos níveis de hormônios masculinos. Infelizmente, não podemos prever quais meninas terão a síndrome do ovário policístico quando forem mais velhas ou se a exposição anterior ao valproato agravará essa doença na vida adulta.

Há efeitos colaterais realmente graves com os quais eu deveria me preocupar com relação ao valproato?

Ocasionalmente, o valproato aumenta os níveis dos testes de função hepática e, em casos raros, há relatos de que o valproato provocou falência hepática. Seu médico pode evitar isso, fazendo exames de sangue periodicamente para confirmar o funcionamento normal do fígado. Quando a lamotrigina é administrada com o valproato, ela pode aumentar deste a níveis tóxicos.

Qual a diferença entre Depakote e Depakene?

Depakote é valproato e compostos relacionados em um revestimento que não prejudica o estômago. Ácido valproico (Depakene) é um composto não revestido que provoca fortes cólicas abdominais. Nenhum dos meus pacientes jamais o considerou satisfatório. Muitas vezes ouvi dizer que o Depakote e o Depakene são equivalentes, mas não são. Meu conselho é: não deixe ninguém dar Depakene à sua criança.

Quais as formas de apresentação do valproato?

O Depakote está disponível em comprimidos de liberação prolongada e cápsulas de doses mais baixas que podem ser abertas e salpicadas na comida. Estas últimas são convenientes quando a criança está começando a tomar Depakote.

Lamotrigina (Lamictal)

A lamotrigina é o estabilizador do humor com melhor tolerância. Ela é fácil de tomar, produz poucos efeitos colaterais secundários quando dosada adequadamente e não requer exames de sangue para avaliar o progresso do medicamento. Ela não deixa as crianças sonolentas nem as faz ganhar peso. Ela vem em diversos tamanhos para que as crianças possam ingerir a menor quantidade possível de comprimidos. Os médicos apreciam a lamotrigina e frequentemente a prescrevem para crianças com depressão bipolar. Sob diversos aspectos, a lamotrigina parece ser um medicamento perfeito.

Infelizmente, a lamotrigina não é tão poderosa quanto os três principais estabilizadores do humor, mesmo na dosagem máxima recomendada. Algumas vezes tenho de diminuí-la gradativamente para introduzir carbamazepina, sal de lítio ou valproato por causa do não funcionamento da lamotrigina. Isso não é fácil porque ela interage com carbamazepina e valproato, modificando a quantidade de medicamentos que entram na corrente sanguínea e assim muitos médicos podem decidir prescrever primeiramente um dos outros estabilizadores do humor mais fortes.

A lamotrigina não é o único tratamento para a depressão bipolar?

Atualmente a lamotrigina está sendo comercializada como o tratamento ideal para a depressão bipolar. Entretanto, o tratamento efetivo com outros estabilizadores do humor também diminui os sintomas da depressão bipolar. A lamotrigina tem uma vantagem no tratamento da depressão bipolar porque não é sedativa. Os medicamentos com propriedades sedativas podem fazer as crianças bipolares se sentirem como se estivessem deprimidas, pois a sedação e a fadiga são importantes componentes da depressão bipolar.

A lamotrigina está autorizada para quê?

A lamotrigina está liberada para tratamento da depressão bipolar em adultos e para tratar epilepsia a partir dos dois anos até a vida adulta.

Para quais crianças você em geral prescreve a lamotrigina?

Considero a prescrição de lamotrigina para crianças que não conseguem tolerar carbamazepina, sal de lítio ou valproato para crianças que não conseguem tolerar exames de sangue e para aquelas que desejam diminuir os efeitos colaterais de seus atuais estabilizadores do humor.

Quais são os efeitos colaterais mais comuns que meu filho poderia sentir com a lamotrigina?

Na verdade, as crianças experimentam poucos problemas com a lamotrigina. Mesmo crianças que não conseguem tolerar nenhum outro medicamento, em geral, podem tomar lamotrigina sem queixas.

Quais são os piores efeitos colaterais possíveis que minha filha poderia esperar da lamotrigina?

Quando a lamotrigina foi autorizada pela primeira vez, houve relatos ocasionais de erupções cutâneas severas que pareciam iguais às erupções cutâneas provocadas pela carbamazepina e que, se não forem tratadas, podem ser potencialmente fatais. Contudo, depois que os médicos aprenderam a aumentar a lamotrigina muito gradativamente, o número de casos de erupção cutânea diminuiu drasticamente.

Como você começa a administração da lamotrigina?

É mais fácil começar a administração da lamotrigina do que a de qualquer outro medicamento para o transtorno bipolar. Ela está disponível em comprimidos comuns e mastigáveis, e há um regime padrão de dosagem que aumenta as doses em um ritmo muito lento. Também está disponível uma embalagem inicial para cinco semanas, com todas as pílulas organizadas.

Há quaisquer interações medicamentosas importantes com lamotrigina?

Sim. Se lamotrigina e valproato forem administrados juntos, o valproato pode aumentar os níveis de lamotrigina no sangue até eles se tornarem tóxicos. Ao contrário, a lamotrigina diminui a carbamazepina no sangue, portanto, o acréscimo de lamotrigina à carbamazepina pode provocar surgimento de sintomas bipolares. Esses efeitos persistem durante algum tempo, mesmo após a interrupção da lamotrigina.

Estou ficando para trás na escola. A lamotrigina me dará energia?

Muitas crianças dizem que a lamotrigina lhes dá uma energia extra. Certamente, a lamotrigina não o deixará sonolento e, se a fadiga associada à sua depressão for eliminada, você deverá se sentir mais disposto.

Já estou com excesso de peso para a minha faixa etária e não posso ganhar mais nenhum quilo. A lamotrigina provoca aumento de peso? Eu poderia perder peso?

A lamotrigina não parece causar nenhum aumento de peso. Alguns adolescentes afirmam ter perdido peso enquanto estavam tomando lamotrigina, embora eu não saiba se isso aconteceu porque eles se sentem mais dispostos e ativos ou porque há algum mecanismo na droga que causa esse efeito.

Oxcarbazepina (Trileptal)

Oxcarbazepina é um medicamento que lembra a carbamazepina no nível molecular. Eu descobri que ela é muito útil no tratamento do transtorno bipolar adulto, mas não tão útil quanto a carbamazepina. Se sua criança não tolera fazer exames de sangue, a oxcarbazepina é uma possível opção.

Quais são os efeitos colaterais da oxcarbazepina?

Quando a oxcarbazepina surgiu, eu esperava que ela fosse tão efetiva quanto a carbamazepina, com menos efeitos colaterais. Infelizmente, algumas crianças sentem efeitos colaterais, como sedação, tontura e náusea, e houve relatos de erupção cutânea severa, potencialmente fatal.

A oxcarbazepina está liberada para o tratamento do transtorno bipolar em crianças?

A oxcarbazepina está liberada para o tratamento de epilepsia em crianças de quatro a dezesseis anos e em adultos, mas não para tratar o transtorno bipolar.

Topiramato (Topamax)

O topiramato é um medicamento para epilepsia, mas sua eficácia no transtorno bipolar ainda está sendo discutida. O Topamax está liberado para o tratamento da epilepsia em crianças com menos de dois anos, mas não para o tratamento do transtorno bipolar, em qualquer idade. Atualmente, a utilização do topiramato é apenas um complemento para estabilizadores do humor mais efetivos.

O topiramato tem um efeito energizante que pode aliviar a depressão e a fadiga. Alguns médicos dão topiramato com outros estabilizadores do humor para evitar ganho de peso. Eu tive sucesso na utilização do topiramato para tratar meninos adolescentes bipolares com episódios de raiva, agressão e incapacidade para ficar longe de confusões na escola. Uma de minhas pacientes diz que sua tendência de fazer compras e gastar dinheiro impulsivamente só parou quando acrescentamos o topiramato no tratamento das enxaquecas, que ocorrem com frequência em crianças bipolares.

Li na internet que o Topamax "mexe" com o cérebro. Isso parece bastante censurável.

Li as mesmas coisas. Contudo, meus pacientes relataram poucos problemas de raciocínio com doses razoáveis. Talvez isso tenha acontecido porque começo com doses baixas e, em geral, limito as doses máximas prescritas entre 50 e 150 mg diariamente.

O Topamax acarreta quaisquer outros efeitos colaterais graves com os quais meu filho deve se preocupar?

Entre outras coisas, algumas vezes o topiramato pode diminuir a quantidade de íons bicarbonato naturais na corrente sanguínea. Isso pode produzir um desequilíbrio na acidez do sangue e fluidos ao redor do cérebro. Entretanto, nenhum dos meus pacientes jamais sentiu esse efeito colateral.

Preciso perder peso. Para isso, tomaria topiramato ou qualquer outra coisa que me fizesse perder peso. Vou perder peso?

Muitos dos meus pacientes bipolares perderam peso desnecessário enquanto tomavam doses baixas a moderadas de topiramato.

Alguns medicamentos anticonvulsivos podem não funcionar bem

Apesar de todos os estabilizadores do humor serem um pouco efetivos no tratamento de acessos temporários, nem todos os medicamentos anticonvulsivos são bons para tratar transtorno bipolar. Você precisa conhecer esses medicamentos, caso algum médico lhe ofereça para dá-los à sua criança.

Gabapentina (Neurontin)

Você pode ter certeza de que, qualquer dia, algum médico vai se oferecer para dar gabapentina à sua criança bipolar. A gabapentina produz poucos efeitos colaterais, apresenta poucas interações medicamentosas e produz sensação de relaxamento brando, agradável para a maior parte das pessoas. Essas propriedades induziram os médicos a tentá-la no tratamento de transtorno bipolar, dor crônica, neuralgia, enxaquecas, pânico, ansiedade e muitas outras condições.

Apesar da ausência de problemas, a gabapentina não é um bom estabilizador do humor. Eu nunca vi o transtorno bipolar ser completamente aliviado por ela e não há evidências de que ela possa bloquear o início de episódios bipolares. Mesmo em doses oito a dez vezes maiores do que o habitual, a gabapentina é inútil como único tratamento para a criança bipolar. Há alguns relatos de que provocou emoções instáveis, falta de concentração e hiperatividade em crianças.

Embora ela não esteja liberada para esse propósito, sua criança *poderá* obter alguns benefícios da gabapentina se ela for acrescentada a outros estabilizadores do humor.

Pregabalina (Lyrica)

A pregabalina é uma variação da gabapentina liberada para tratamento de epilepsia do lobo temporal e neuralgia associada a diabetes e herpes-zóster. A pregabalina não está liberada para o tratamento do transtorno bipolar em crianças ou adultos, embora sua patente (patente dos Estados Unidos: 6,359,005) relacione o transtorno bipolar como um de seus usos.

A pregabalina pode causar tontura, sonolência e visão embaçada, bem como inchaço nas mãos e nos pés, ganho de peso e falta de concentração. A pregabalina já está sendo oferecida para uma série de transtornos mentais e emocionais, mas faltam evidências de que ela seja útil para o transtorno bipolar.

Levetiracetam (Keppra)

O levetiracetam está liberado para tratamento da epilepsia em crianças de quatro anos até a vida adulta. Ele não está liberado para tratamento do transtorno bipolar, em qualquer idade. O levetiracetam é conhecido por provocar sonolência, fraqueza muscular, depressão e psicose. A ocorrência de raiva violenta e agressão já recebeu o apelido de "raiva Keppra". Ainda não conheci nenhum pai que estivesse se entusiasmado com o levetiracetam no tratamento do transtorno bipolar de seu filho. Atualmente, estou esperando mais informações sobre suas efetividade e segurança antes de usar o levetiracetam em crianças. Essa droga nunca deveria ser usada com a carbamazepina, uma vez que pode causar toxicidade.

Tiagabina (Gabitril)

Embora muitos indivíduos bipolares a tenham recebido, não há estudos que demonstrem que a tiagabina ofereça qualquer ajuda no transtorno bipolar. Ao contrário, há muitos relatos de que a tiagabina induziu acessos graves (chamados estados epilépticos não convulsivos) em pacientes que nunca haviam tido nenhuma convulsão, incluindo pacientes com transtorno bipolar. A tiagabina não está liberada para utilização no transtorno bipolar e pode provocar efeitos colaterais indesejáveis, como sonolência e sensação de embriaguez. Não recomendo a tiagabina para sua criança bipolar.

Zonisamida (Zonagran)

A zonisamida está liberada apenas para o tratamento de epilepsia em adultos. Ela pode causar uma reação grave se sua criança for alérgica a drogas contendo sulfa. Ela também pode causar erupção cutânea grave, anemia, dificuldade de concentração, sonolência, tontura e náusea. Nesse momento, não usa zonisamida para tratar crianças.

Antipsicóticos

Os antipsicóticos foram um dos primeiros medicamentos psiquiátricos e são utilizados há muitos anos. Inicialmente, eles só eram usados em doses relativamente elevadas para tratar doença mental psicótica. Contudo, há vinte anos, sábios médicos de cabelos brancos me disseram que "um pouquinho de antipsicótico, acrescentado a medicamentos estabilizadores do humor, é muito útil no transtorno bipolar". Agora que estão disponíveis medicamentos mais novos e mais seguros, chamados antipsicóticos atípicos, doses mais baixas desses medicamentos estão sendo novamente utilizadas para tratar transtorno bipolar. Novas pesquisas mostram que os antipsicóticos podem ajudar as crianças a recuperarem o controle de seus pensamentos, diminuírem comportamentos impulsivos, reduzirem acessos de raiva e minimizarem o comportamento compulsivo, rígido. Eles ajudam a recuperar padrões saudáveis de sono e alguns deles podem até mesmo ajudar crianças depressivas a recuperar a motivação. Embora os medicamentos antipsicóticos originais possam causar sérios distúrbios do movimento, o efeito colateral mais discutido dos novos antipsicóticos atípicos é o ganho de peso.

Os antipsicóticos atípicos oferecem muitos benefícios para crianças bipolares. Em geral, eles são bem tolerados por elas, especialmente em doses baixas. Diferente dos principais estabilizadores do humor, eles não exigem que as crianças façam exames de sangue regulares para acompanhar seu progresso. Mas não comece com esse tipo de medicamentos sem motivo. Muitos antipsicóticos estão liberados para tratamento do transtorno bipolar, mas nenhum deles está liberado para utilização em crianças. Além disso, há poucas pesquisas sobre os efeitos destes em crianças. Os antipsicóticos só deveriam ser considerados após as crianças terem sido tratadas com estabilizadores do humor ou se estiverem demonstrando comportamento psicótico (ver capítulo 11). Muitos médicos consideram o acréscimo de doses baixas de antipsicóticos, após as crianças terem sido estabilizadas com estabilizadores do humor, na esperança de melhorar o tratamento como um todo. Saiba que o acréscimo de um antipsicótico a um estabilizador do humor pode potencialmente diminuir o efeito do estabilizador do humor, portanto, são necessárias escolha e adaptação cuidadosas.

Por que esses medicamentos funcionam no transtorno bipolar?

Os antipsicóticos diminuem um neurotransmissor chamado dopamina, que pode desencadear episódios bipolares ou mesmo psicose quando há excesso dela. Além da conexão com a dopamina, esses medicamentos possuem uma variedade de outros efeitos na serotonina, na adrenalina e em outras substâncias químicas do cérebro. Por exemplo, alguns agem em determinados receptores da adrenalina (chamados alfa-1a) para controlar o fluxo de adrenalina no cérebro.

Por que não usar antipsicóticos em vez de estabilizadores do humor em meu filho?

Infelizmente, os antipsicóticos funcionam de maneira diferente da dos estabilizadores do humor e, provavelmente, não alcançam todas as células disfuncionais do cérebro que causam o transtorno bipolar em seu filho. Isso significa que eles podem tratar alguns de seus sintomas, mas outros não, e você não pode ter certeza de que eles bloquearão a ocorrência de novos episódios.

Os antipsicóticos não são usados para tratar a esquizofrenia?

Isso é verdade, mas eles são prescritos em doses muito mais elevadas para a esquizofrenia do que as doses necessárias para tratar o transtorno bipolar, e acredito que os antipsicóticos tenham efeitos diferentes em doses mais elevadas.

Qual é o pior efeito colateral que poderia acontecer com o uso de antipsicóticos?

Antes dos antipsicóticos atípicos, havia muita preocupação relacionada ao risco de tremor, hiperatividade, espasmo muscular, lentidão de movimento e outros distúrbios do movimento que nem sempre eram reversíveis. Grande parte dessa preocupação com relação aos distúrbios do movimento diminuiu desde o desenvolvimento dos antipsicóticos atípicos.

Li a respeito de um antipsicótico atípico chamado Geodon. Como ele pode ajudar no transtorno bipolar?

Nesse momento, eu prescrevo mais ziprasidona (Geodon) do que qualquer outro antipsicótico. Uma dose baixa desta é especialmente boa para os sintomas de depressão e raiva. De todos os atípicos, a ziprasidona em dose baixa é o menos provável de causar sonolência ou ganho de peso. Em geral, ela não aumenta o colesterol no sangue nem produz interações com outras drogas, especialmente se for tomada com carbamazepina.

Quantas doses de ziprasidona você prefere?

Outros médicos me disseram que seus pacientes bipolares ficaram agitados com doses baixas, portanto, eles tentam aumentar a dose rapidamente. Contudo, meus pacientes não relataram esse efeito colateral, talvez porque eu recomendo doses especialmente baixas, como 10 a 40 mg diariamente.

Li que o Zyprexa é o melhor medicamento para o transtorno bipolar. Ele seria o melhor para minha criança?

A olanzapina (Zyprexa) é provavelmente mais efetiva para o transtorno bipolar do que todos os outros antipsicóticos atípicos conhecidos. Infelizmente, ela é sedativa e exige muito esforço dos pacientes para evitar o ganho de peso, que pode provocar diabetes – atualmente, os médicos estão muito preocupados com diabetes ao prescrever olanzapina. Não recomendo olanzapina a ninguém que já tenha problema de peso. Valproato e olanzapina são uma combinação particularmente ruim porque ambos contribuem significativamente para o ganho de peso.

Uma outra mãe me falou do Seroquel. O que ele pode acrescentar no tratamento da minha criança bipolar?

A quetiapina (Seroquel) é um atípico frequentemente utilizado no tratamento do transtorno bipolar. Ela pode causar um pequeno ganho de peso e faz os pacientes se sentirem sonolentos, portanto, é bom tomá-la à noite, desde que os efeitos sedativos não se estendam para as horas do dia.

No geral, acredito que a quetiapina seja menos útil do que a ziprasidona ou a olanzapina e algumas vezes fico limitado na dose que posso dar, devido aos seus efeitos sedativos. Contudo, ela pode ser uma boa escolha se as crianças estiverem com insônia à noite ou agitação durante o dia.

Quais as melhores doses de Seroquel?

Não há boas evidências de que doses mais elevadas do que 600 mg diariamente sejam mais eficazes do que doses mais baixas.

A criança do meu vizinho está tomando Risperdal. Que tal esse medicamento?

O Risperdal (risperidona) foi um dos primeiros antipsicóticos atípicos. Não vi nenhum sucesso em crianças bipolares que tomaram Risperdal. Repetidamente, vi indivíduos ficarem estabilizados quando a risperidona foi retirada.

Você usa muito o Abilify (aripiprazola)?

A aripiprazola é um novo antipsicótico atípico. Até agora as pesquisas indicam que náusea, constipação e incontinência urinária são potenciais efeitos colaterais. Ainda estou esperando mais pesquisas antes de considerar a aripiprazola para crianças.

Ouvi pessoas falando sobre o Clozaril como se fosse uma droga milagrosa. Do que se trata?

Há um atípico muito poderoso e efetivo chamado clozapina (Clozaril). Infelizmente, ele não é bem-visto por causa dos graves efeitos colaterais, requerendo exames de sangue frequentes e aumentando o peso. Em geral, evito usar clozapina em crianças.

Que outros antipsicóticos têm sido usados no transtorno bipolar?

Anos antes da disponibilidade dos atípicos, muitos médicos usavam trifluoperazina (Stelazine) em doses mais baixas para o transtorno bipolar. Em geral, ela não deixava os pacientes sonolentos nem os fazia ganhar peso. Alguns pacientes adultos me disseram que sentiam que o transtorno bipolar estava mais bem controlado com a trifluoperazina do que com a olanzapina. Embora eu nunca os tenha visto nos meus pacientes, a trifluoperazina tem o potencial para causar todos os efeitos colaterais no movimento, já descritos, portanto, pergunte ao médico sobre sua utilização.

Qual a dose mais baixa de antipsicótico que você pode dar?

No passado, eu utilizava um antipsicótico mais antigo chamado pimozida (Orap) em doses extremamente baixas. São necessários 2,25 dias para metade de um comprimido de pimozida ser eliminado do corpo, portanto, 1 mg pode ser dado a cada dois ou três dias. A pimozida é tão forte que muitas vezes vi aumentos significativos na motivação com doses tão baixas quanto essa.

Entretanto, a pimozida é um antipsicótico antigo com potencial para efeitos colaterais no movimento descritos anteriormente, bem como com possibilidade de desencadear arritmia cardíaca, pelo menos em doses mais elevadas. O médico de sua criança deve ser capaz de ajudar a avaliar os potenciais benefícios e efeitos colaterais dessa droga.

Medicamentos para pressão sanguínea podem ser usados no transtorno bipolar

Parece estranho que os medicamentos usados para controlar a pressão sanguínea elevada também possam ser úteis no controle do transtorno bipolar. Contudo, o aumento de adrenalina é um importante fator na causa da pressão sanguínea elevada em adultos. Por isso, medicamentos que controlam a adrenalina foram desenvolvidos para tratar a pressão sanguínea e também estão disponíveis para utilização no controle da resposta da adrenalina em indivíduos com transtorno bipolar. Surpreendentemente, em casos raros, vi esses medicamentos diminuírem significativamente a pressão sanguínea em indivíduos bipolares, a não ser que eles tivessem pressão sanguínea elevada.

Conversei com outros médicos que consideram esses medicamentos para a pressão sanguínea mais seguros do que estabilizadores do humor ou antipsicóticos. Entretanto, você deve notar que nenhum desses medicamentos está liberado para tratar transtorno bipolar em crianças ou adultos.

Clonidina (Catapres)

A clonidina é comercializada, vendida e liberada apenas como medicamento para pressão sanguínea em adultos. Contudo, ela é amplamente usada como tratamento para síndrome de Tourette e TDAH em crianças, tendo efeitos estabilizadores do humor. Ela também é eficaz na diminuição de pensamentos intrusivos. Além de comprimidos minúsculos, fáceis de engolir, a clonidina também existe em modernos adesivos transdérmicos Catapres TTS. Esses adesivos parecem curativos adesivos, que aplicam a medicação diretamente na pele e só precisam ser trocados uma vez por semana.

Como a clonidina pode ser útil para o transtorno bipolar do meu filho?

A clonidina tem efeitos estabilizadores do humor. Ela pode regular os níveis de adrenalina no corpo e no cérebro de seu filho, proporcionando desse modo uma proteção adicional contra o estresse. A clonidina funciona rapidamente e, com frequência, pode-se diminuí-la até a melhor dose em um mês, ou menos.

Além disso, de todos os medicamentos usados no transtorno bipolar, a clonidina é um dos melhores para o sono. Frequentemente é possível encontrar uma dose de clonidina que permitirá que sua criança durma e continue adormecida durante a noite, sem efeitos colaterais desagradáveis durante o dia. Depois de encontrar a dose correta, ela pode continuar a ajudar no sono durante anos, sem nenhuma necessidade de aumento na dose.

Fora isso, alguns especialistas consideram a clonidina útil no tratamento de enxaquecas em crianças, embora ela não esteja liberada para esse propósito.

A clonidina ajudaria no desempenho escolar da minha filha?

A clonidina pode diminuir a falta de atenção e os pensamentos intrusivos, o que é importante para o sucesso nos trabalhos escolares. Ela é o único medicamento sobre o qual uma criança bipolar me disse: "Ele torna mais interessantes as minhas aulas aborrecidas".

Em que doses meu filho pode tomar a clonidina?

As pílulas de clonidina e os adesivos Catapres TTS estão disponíveis nas concentrações 0,1 mg, 0,2 mg e 0,3 mg, que em geral são as únicas doses que prescrevo.

Nunca ouvi falar da clonidina. Ela pode ser boa?

Eu tive sucesso na redução de sintomas bipolares com a clonidina nos casos mais graves de transtorno bipolar. Casos de indivíduos que moravam sob passarelas de autoestradas e em vãos de portas. Mesmo sob essas condições horríveis, fiquei surpreso ao ver o quanto a clonidina ajudou. Com frequência, a clonidina pode ser usada para iniciar o tratamento e, para algumas pessoas, ela pode ser suficiente para tratar sintomas brandos. No geral, pacientes e pais gostam da clonidina mais do que de qualquer outro medicamento que eu ofereço. Mesmo assim, ela não está liberada para uso no transtorno bipolar na infância e você precisa ter uma boa ligação com seu médico para supervisionar e acompanhar o tratamento com clonidina.

A clonidina é um medicamento para pressão sanguínea, mas a pressão sanguínea da minha filha é boa. E aí?

Nunca vi a clonidina diminuir a pressão sanguínea em crianças com pressão sanguínea normal, mas isso ainda é possível, portanto, a pressão sanguínea deve ser monitorada. Há casos em que a pressão sanguínea subiu quando a clonidina foi suspensa de repente; portanto, como todos os medicamentos, a clonidina deve ser suspensa lentamente sob supervisão médica.

Há outras alternativas além da clonidina?

A clonidina pertence a uma classe de medicamentos chamados alfa-agonistas. Outros medicamentos têm efeitos semelhantes, incluindo a guanfacina (Tenex) e o guanabenz (Wytensin), mas eu não os utilizo.

Propranolol (Inderal)

O propranolol é outro medicamento para a pressão sanguínea que pode acalmar a resposta física ao estresse. Ele está liberado apenas para o tratamento da pressão sanguínea em adultos, mas é usado para muitas condições. Por exemplo, frequentemente prescrevo propranolol para atores e oradores a fim de acalmar a ansiedade da atuação e eliminar o medo do palco. Uma grande proporção de atores que você vê na televisão e em filmes está tomando propranolol. Além disso, ele é útil no tratamento de enxaquecas, problema que crianças bipolares enfrentam com frequência.

Geralmente, o propranolol é útil na diminuição de estresse temporário, mas eu não o prescrevo regularmente. Ele tem potenciais efeitos colaterais, portanto, trabalhe com o seu médico se deseja que sua criança tente o propranolol.

Bloqueadores dos canais de cálcio

Há uma família de medicamentos chamada bloqueadores dos canais de cálcio que inclui verapamil (Calan), diltiazem (Cardizem) e nifedipina (Procardia).

Esses medicamentos funcionam mudando a maneira como as cargas elétricas passam pelas células nervosas. Eles estão liberados para tratar pressão sanguínea elevada, problemas cardíacos e dores de cabeça, incluindo enxaquecas. Os bloqueadores dos canais de cálcio também têm algumas propriedades estabilizadoras do humor. Eu os utilizei para suplementar os principais estabilizadores do humor quando outros medicamentos não eram eficazes ou não tolerados. Os bloqueadores dos canais de cálcio não estão liberados para transtorno bipolar e cada um deles tem os próprios efeitos colaterais, portanto, converse com seu médico a respeito desses medicamentos antes de experimentá-los.

Medicamentos sedativos

Os medicamentos ansiolíticos, como diazepam (Valium), alprazolam (Xanax), clonazepam (Klonopin), lorazepam (Ativan) e Oxazepam (Serax), bem como comprimidos para dormir, como triazolam (Halcion) e zolpidem (Ambien), são sedativos simples. Em doses baixas eles são relaxantes, em doses médias eles o fazem dormir, e em doses altas provocam anestesia. Se a dose for muito alta, você para de respirar. Esses medicamentos não visam células cerebrais disfuncionais. Ao contrário, eles apenas deixam os usuários menos conscientes de seus pensamentos e emoções. Nenhum deles está liberado para transtorno bipolar. Eles podem causar dependência e são perigosos em doses excessivas. Os indivíduos que tomam medicamentos ansiolíticos diariamente têm mais resfriados e infecções. Esses sedativos podem desinibir as crianças, provocando aumento da raiva e da depressão, e podem interferir na memória e nos processos de aprendizado delas. Eu tento evitar o uso desses medicamentos em crianças.

Quando usados para o sono, os sedativos deixam as crianças inconscientes à noite, mas interferem nos ritmos naturais do sono e no sono tranquilo, normal. Para melhorar o sono das crianças bipolares, primeiro focalizo a otimização de seus medicamentos bipolares e então utilizo as técnicas de relaxamento descritas no capítulo 4.

Por que os amigos da minha criança estão tomando sedativos?

Os sedativos são uma maneira fácil para acalmar as crianças durante o dia e para fazê-las dormir à noite. Não concordo com isso.

Os medicamentos para o sono sempre causam alucinações?

Sim. Diversos dos meus pacientes adultos experimentaram episódios psicóticos graves enquanto tomavam sedativos, incluindo triazolam (Halcion) e zolpidem (Ambien), que também causam dependência.

Futuros tratamentos para transtorno bipolar

Atualmente, há um esforço enorme para encontrar novos tratamentos para o transtorno bipolar, incluindo medicamentos que funcionam de maneiras novas e tratamentos médicos que não utilizam drogas.

Quais são alguns desses novos medicamentos?

Alguns dos medicamentos que podem ajudar no transtorno bipolar incluem antalarmina (A8727), cetoconazol (Nizoral), aminoglutetimida (Cytadren) e metirapona (Metopirona), que diminuem a produção dos hormônios do estresse. A memantina (Namenda) regula o glutamato (GLU), que também ajuda a reduzir a produção de hormônios do estresse. A meridia (Provigil) aumenta a histamina e a colina e está sendo testada em adultos para o tratamento da fadiga da depressão bipolar. A triptorelina (Trelstar) reduz os níveis de hormônios masculinos e pode ser útil na redução de problemas obsessivos, agressivos e hipersexuais em meninos.

Espero que alguns desses medicamentos, ou todos, logo sejam comprovadamente seguros e eficazes para o tratamento do transtorno bipolar em crianças. Contudo, estou esperando os resultados de pesquisas em andamento antes de recomendá-los.

Ouvi dizer que estimular o cérebro com ímãs alivia a depressão. Minha filha poderia usá-los?

Há um procedimento chamado Estimulação Magnética Transcraniana repetitiva (EMTr) no qual um forte campo magnético é passado através de um ímã colocado na cabeça do paciente. Ele não está autorizado nos Estados Unidos, mas toda semana recebo telefonemas de colegas no Canadá e em outros países se oferecendo para realizar a EMTr em meus pacientes. Os testes preliminares são encorajadores, mas muitos estudos atuais usam medidas não padronizadas, confundem depressão bipolar e unipolar ou são inadequados. Atualmente, nós não temos boas evidências de que a EMTr seria segura para sua filha. Ela poderia até causar mania ou aumentar a depressão. Há estudos clínicos em andamento sobre a EMTr para o transtorno bipolar em importantes universidades. Após esses estudos serem publicados, terei mais a dizer sobre o assunto.

O que é estimulação nervosa vagal e como isso poderia ajudar minha filha bipolar?

A Estimulação Nervosa Vagal é uma técnica em que um marca-passo é cirurgicamente implantado e usado para estimular nervos no tórax do paciente. Ela demonstrou diminuir convulsões e melhorar a depressão em casos tão graves em que nada mais ajudava. Esse procedimento cirúrgico é extremo, quando comparado aos medicamentos e terapia, e tenho informações anteriores de que ele desencadeia sintomas maníacos. Portanto, não o recomendo nesse momento.

O que eu devo saber a respeito desses novos tratamentos?

Como pacientes, nós nos beneficiaremos com os grandes avanços que estão sendo feitos no tratamento de nossas crianças. Se a condição de sua criança ficar tão ruim a ponto de os tratamentos disponíveis não ajudarem, ainda há algumas outras opções.

Alguns medicamentos podem agravar o transtorno bipolar de sua criança

Assim como há medicamentos que proporcionam o equilíbrio químico correto para o cérebro de sua criança, há outros que podem desarranjar esse equilíbrio e agravar o transtorno bipolar. A FDA não testa especificamente a segurança de medicamentos em crianças com transtorno bipolar, portanto, muitos medicamentos com prescrição disponíveis nas drogarias podem deixar sua criança doente. Particularmente os medicamentos que aumentam as substâncias químicas do cérebro, a adrenalina e a dopamina, podem provocar mania bipolar, depressão ou até psicose. Após trabalhar tanto com sua criança para melhorar seu transtorno bipolar, você não iria querer que ela tomasse qualquer coisa que pudesse piorá-lo.

Antidepressivos

Em minha opinião, os antidepressivos *nunca* deveriam ser dados a crianças com depressão bipolar. Eles são adequados para o tratamento da depressão maior unipolar, uma doença diferente do transtorno bipolar, localizada em uma parte diferente do cérebro e que envolve diferentes substâncias químicas.

O controle do transtorno bipolar depende da *diminuição* da adrenalina, da dopamina e dos hormônios do estresse pela estabilização das células cerebrais bipolares. Os antidepressivos podem causar mania bipolar e aumentar a depressão ou psicose em crianças com depressão bipolar. Além disso, de qualquer modo, os antidepressivos com frequência não ajudam na depressão bipolar em crianças.

> ### QUE PROBLEMAS OS ANTIDEPRESSIVOS PODERIAM CAUSAR EM MINHA CRIANÇA BIPOLAR?
>
> 1. Os antidepressivos podem não ajudar em nada a depressão bipolar de sua criança.
> 2. Os antidepressivos podem parecer funcionar no início, mas de repente deixam de funcionar.
> 3. Os antidepressivos podem prejudicar o raciocínio de sua criança e provocar ansiedade, agitação e insônia.
> 4. Os antidepressivos podem agravar a depressão bipolar de sua criança.
> 5. Os antidepressivos podem fazer sua criança ter um episódio maníaco grave, mesmo que ela nunca tenha experimentado a mania.
> 6. Os antidepressivos podem fazer sua criança se tornar psicótica e ter pensamentos desorganizados, delírios e alucinações.

> 7. Os antidepressivos podem provocar mudanças irreversíveis no cérebro que facilitam o desenvolvimento de episódios bipolares graves, tornando o transtorno bipolar de sua criança mais agudo e mais difícil de ser tratado pelo restante da vida.

Li que estudos demonstram que dar antidepressivos para pessoas com transtorno bipolar não é tão ruim quanto você diz. Alguns estudos descobriram que apenas 20% dos adultos desenvolveram episódios bipolares maníacos tomando antidepressivos.

Vinte por cento de pacientes desenvolvendo mania é um terrível desastre. Isso significa que um entre cinco adultos que tomaram antidepressivos experimenta um esgotamento nervoso, perdendo potencialmente tudo aquilo pelo qual eles trabalharam tanto para obter. Eu não gosto dessas possibilidades.

Além disso, esses relatos geralmente não relacionam a porcentagem de pessoas cuja depressão aumentou, que tiveram episódios psicóticos, cujos sintomas pioraram depois do final do estudo, ou cujo transtorno bipolar se tornou permanentemente mais grave e resistente ao tratamento pelo resto de suas vidas. Na verdade, o custo potencial de agravar o transtorno bipolar é tão grande que nós só deveríamos prescrever medicamentos que *diminuem* o risco de episódios bipolares.

Mas os antidepressivos não são seguros para meu filho bipolar se forem administrados com um estabilizador do humor?

Eu não contaria com isso. Diversos estudos indicam que os antidepressivos têm probabilidade de causar mania em crianças quer eles sejam administrados com um estabilizador do humor ou sozinhos. Mesmo que os antidepressivos administrados com um estabilizador do humor não causem problemas imediatamente, os antidepressivos ainda poderiam causar mudanças irreversíveis no cérebro de seu filho que, com o tempo, pioram o transtorno bipolar. Nós nunca devemos fazer nada que possa agravar o transtorno bipolar de uma criança, especialmente se o efeito puder ser permanente.

As companhias farmacêuticas estão cientes desse problema?

As companhias farmacêuticas são muito agressivas com relação a buscar estabilizadores do humor e antipsicóticos que possam aliviar os sintomas da depressão bipolar, mas acredito que elas ainda estejam preocupadas com a possibilidade de perder dinheiro se aconselharem os médicos e o público em geral a não dar antidepressivos para crianças depressivas.

Por que a taxa de transtorno bipolar resistente a tratamento aumentou nos últimos dez anos?

Ninguém sabe exatamente. Entretanto, muitos de nós acreditamos que a frequência e a severidade do transtorno bipolar aumentaram porque crianças depressivas bipolares tomaram antidepressivos. Esse único erro pode ser responsável por sofrimentos incalculáveis e desnecessários. É uma tendência que espero que possa ser revertida.

Li a respeito de crianças que atiraram nos colegas após tomar antidepressivos. O que provocou isso?

Ninguém pode dizer com certeza, mas imagino que as crianças que cometem atos violentos após tomar um antidepressivo são realmente crianças bipolares diagnosticadas de forma errada, tendo um episódio psicótico provocado pelo antidepressivo que elas tomaram.

Minha sobrinha bipolar diz que não pode parar de tomar antidepressivos senão seus sintomas voltam.

A retirada dos antidepressivos cria um leve retrocesso, que algumas vezes provoca aumento da depressão, da mania e/ou agravamento dos sintomas bipolares. Consequentemente, a regra é que, se uma criança já está tomando um antidepressivo, primeiramente, tente oferecer o máximo de apoio com estabilizadores do humor e, depois, retire o antidepressivo muito lentamente.

Que antidepressivos você já viu desencadear mania ou agravar a depressão bipolar?

Vi os seguintes antidepressivos agravarem o transtorno bipolar em crianças ou adultos: fluoxetina (Prozac), citalopram (Celexa), fluvoxamina (Luvox), bupropiona (Wellbutrin), desipramina (Norpramin), escitalopram (Lexapro), imipramina (Tofranil), protriptilina (Vivactil), amitriptilina (Elavil) e fenelzina (Nardil). Em doses altas, vi a mania ser desencadeada pela paroxetina (Paxil), sertralina (Zoloft) e doxepina (Sinequan).

Há algum medicamento vendido como antidepressivo que não agrava o transtorno bipolar?

Nunca recomendaria que uma criança bipolar tomasse um antidepressivo. Contudo, nunca vi doses baixas de trazodona (Desyrel) agravar o transtorno bipolar.

Minha tia trabalha para uma companhia farmacêutica que fabrica o Symbyax. Ele é bom?

O Symbyax é uma combinação do antidepressivo mais popular dessa companhia, a fluoxetina (Prozac), e seu campeão de vendas, Zyprexa, em uma pílula. Infelizmente, o Symbyax não contém nenhum dos principais estabilizadores do humor que são a base principal do tratamento bipolar. Alguns estudos indicam que o Symbyax não oferece nenhuma proteção contra o início de novos episódios bipolares. Além disso, sabemos que os antidepressivos, como o Prozac, podem desencadear mania, aprofundar a depressão, causar psicose e agravar permanentemente a doença bipolar.

O que são IMAO? Eles podem ajudar minha filha bipolar?

Os inibidores da monoaminoxidase (IMAO) foram os primeiros medicamentos que diminuíam depressão, ansiedade, episódios de raiva e outros distúrbios emocionais. Infelizmente, quando os IMAO são tomados com determinadas drogas e alimentos, podem provocar um aumento da pressão sanguínea potencialmente fatal. Portanto, não uso IMAO em crianças.

E o Emsam? Dizem que é um IMAO que não causa efeitos colaterais.

A selegilina (também chamada Deprenil, Eldepryl e Emsam) é um tipo de IMAO que não causa o potencialmente fatal efeito na pressão sanguínea quando utilizada em doses baixas. O Emsam é selegilina na forma de adesivo que pode ser aplicado sobre a pele.

Infelizmente, eu vi a selegilina desencadear mania em inúmeras ocasiões. Alguns especialistas sugeriram que isso é provocado pela metanfetamina (estimulante), produzida quando o Emsam é fracionado no corpo. Como disse um jovem com depressão bipolar: "Antes de tomar selegilina, eu dormia o tempo todo. Agora eu nunca durmo."

Analgésicos

Qual o remédio mais seguro para dar ao meu adolescente bipolar para dor e inflamação?

O medicamento mais seguro contra dor para crianças maiores provavelmente é o acetaminofeno (Tylenol). Aspirina, ibuprofeno (Motrin, Advil) e medicamentos similares têm ação anti-inflamatória que pode ser útil em crianças maiores com ferimentos. Consulte o pediatra e/ou clínico geral para obter recomendações para crianças menores.

Há algum perigo para meu filho bipolar se eu utilizar medicamentos comuns para a dor em minha casa?

Se seu filho ficar deprimido e tomar um vidro normal de acetaminofeno extraforte (Tylenol) ou um vidro grande de acetaminofeno comum, isso poderia ser suficiente para provocar sérios danos ou morte. Não mantenha esses medicamentos em casa.

Os analgésicos vendidos em drogarias contêm ingredientes extras que poderiam agravar o transtorno bipolar da minha filha?

Produtos combinados, com frequência, contêm descongestionantes e cafeína que estimulam a adrenalina e podem desestabilizar o transtorno bipolar de sua filha. Como regra geral, não compre produtos combinados para gripe ou alergia e sempre verifique com o psiquiatra antes de dar à sua filha qualquer medicamento novo.

Os medicamentos narcóticos para dor, vendidos com prescrição, podem agravar o transtorno bipolar da minha criança?

Nunca tentei dar nenhum narcótico para crianças bipolares. Os narcóticos podem agravar o transtorno bipolar, piorar a depressão bipolar, causar mania ou mesmo desencadear psicose. Vi hidrocodona (Vicodin, Hycodan, Lorcet, Norco), oxicodona (Percodan, Tylox) e propoxifeno (Darvocet, Darvon) piorarem sintomas bipolares. Os narcóticos também causam muita dependência, com o Vicodin no topo da lista, portanto, nunca deixe um dentista ou outro médico dar à sua criança qualquer um desses narcóticos. As injeções de meperidina (Demerol) são frequentemente aplicadas para dor em prontos-socorros de hospitais. Vi muitos episódios bipolares desencadeados pela meperidina.

Por que o transtorno bipolar da minha filha piora quando ela vai ao dentista?

Quando o dentista aplica anestésicos, como procaína (Novocaína), lidocaína (Xilocaína) ou mepivacaina (Carbocaína), ele pode dar o analgésico com ou sem adrenalina, que os dentistas chamam de "Epi". A Epi (adrenalina) é incluída nos analgésicos injetáveis para diminuir o sangramento de minúsculos vasos sanguíneos. Contudo, ela também pode desestabilizar o transtorno bipolar de sua filha, portanto, sempre diga ao seu dentista: "Sem Epi!". Diga ao médico do pronto--socorro a mesma coisa se sua criança bipolar precisar tomar uma injeção de anestésico local para levar pontos após um ferimento.

E o anestésico comum para controlar a dor durante uma cirurgia?

Se sua criança precisa ser submetida a uma cirurgia, você precisa informar o cirurgião e o anestesista sobre todos os medicamentos que ela está tomando e seguir seu conselho para evitar interações medicamentosas. Vi algumas crianças bipolares terem problemas após receber anestésico comum; atualmente estou trabalhando em recomendações sobre os melhores tipos a serem usados.

Existem tratamentos para a dor que não envolvam administração de medicamentos?

Sim. Técnicas de relaxamento, meditação, visualização orientada, gelo e repouso ajudam a diminuir os efeitos da dor. Há também uma técnica chamada Estimulação Elétrica Nervosa Transcutânea (TENS), que envolve a aplicação de estimulação elétrica suave nas áreas de inervação da pele. Isso pode ser extremamente útil se você puder encontrar um profissional experiente.

Medicamentos para tosse, gripe e alergia

Em geral, as drogas de venda livre que você pode comprar na drogaria sem prescrição nunca foram testadas em crianças bipolares. Algumas delas podem desestabilizar o transtorno bipolar e outras podem desencadear depressão bipolar, mania ou psicose.

Todos os medicamentos para tosse podem ser usados por minha filha bipolar?

Xaropes e comprimidos para serem tomados a cada doze horas, comprados na drogaria, em geral, contêm um narcótico chamado dextrometorfano. Já o vi provocar mania e psicose em adultos com transtorno bipolar e ele deve ser evitado. Os medicamentos para a tosse para serem tomados a cada quatro horas sem descongestionantes não parecem causar problemas para crianças bipolares, mas também não funcionam muito bem.

O que posso usar para a tosse da minha filha? Ela está doente e sua tosse é terrível.

O xarope com difenhidramina (Benadryl elixir) diminui a tosse e proporciona uma sensação refrescante e anestésica na garganta. O spray de fenol (Cloraseptic) pode anestesiar a garganta e diminuir a tosse por trinta minutos a duas horas, enquanto libera pouco ou nenhum medicamento na corrente sanguínea. O Tessalon Perles (benzonatato) é útil se você puder encontrá-lo; eu nunca o vi causar problemas no transtorno bipolar. Certifique-se de que sua criança engula a cápsula sem chupá-la ou mastigá-la.

O que posso dar para a congestão da minha filha?

Evite medicamentos para tosse, resfriado e alergia que contêm os descongestionantes habituais, incluindo efedrina, pseudoefredina, fenilefrina e fenilpropanolamina. Eles diminuem a congestão, aumentando a adrenalina em cada célula do corpo de sua filha. Nitidamente, isso é excessivo para crianças em geral e perigoso para sua criança bipolar. Para congestão nasal, você pode tentar spray nasal com solução salina. Se não for suficiente, faça-a tentar um spray nasal para ser usado a cada doze horas, contendo oximetazolina e nada mais. Certifique-se de que sua filha não use mais do que o necessário para não desenvolver tolerância. Se o spray nasal com oximetazolina não for suficiente, descubra se a congestão melhora com loratadina (Claritin) ou difenhidramina (Benadryl).

O que posso dar à minha criança para resfriados e alergias?

Atualmente, meus pacientes estão tendo muita sorte com loratadina (Claritin). A difenhidramina (Benadryl) funciona melhor, mas pode ser muito sedativa (embora algumas crianças não notem a sedação). Certifique-se de obter esses medicamentos sem descongestionantes, porque as companhias farmacêuticas gostam de combinar anti-histamínicos com descongestionantes que aumentam a adrenalina. Recentemente uma mãe me disse que sua filha tomou Benadryl e ficou maníaca e incapaz de dormir. Inadvertidamente, ela comprovara "difenhidramina com descongestionante".

Ouvi a palavra "esteroide" ser ridicularizada na televisão. Eles são ruins para minha filha?

Isso depende do tipo de esteroide do qual estamos falando. Vi inúmeros casos de depressão bipolar, mania e psicose desencadeados por esteroides anabolizantes ingeridos para desenvolver a musculatura. Vi mais de um caso de suicídio e assassinato causados por esteroides ingeridos com antidepressivos. Contudo, sua filha pode tolerar os esteroides em inaladores para asma ou injeções, como cortisona ou prednisona, para ferimentos esportivos. Deixe seu médico saber quais tratamentos com esteroides podem exacerbar o transtorno bipolar de sua filha para que você possa avaliar os riscos adequadamente.

6
Psicoterapia é importante para o transtorno bipolar de sua criança

A psicoterapia é uma parte essencial do tratamento para crianças com transtorno bipolar. Estudos demonstraram que a combinação de medicamentos com psicoterapia é melhor do que apenas medicamentos. Se eu fosse tratar sua criança, desejaria ter certeza de que ela faria psicoterapia e tomaria medicamentos.

A psicoterapia satisfaz muitas necessidades no tratamento bipolar. A boa terapia pode ajudar crianças bipolares a enxergarem a realidade de suas vidas mais claramente e a receberem encorajamento, objetividade e foco adequados com relação aos seus problemas, com base em informações confiáveis. Você precisa conhecer os diversos tipos de terapia disponíveis, como eles funcionam, quais tipos de terapeutas existem e como selecioná-los para obter a melhor combinação para sua criança.

O que meu filho deve começar primeiro: medicamento ou a psicoterapia?

Se ele não puder começar ambos, é melhor começar primeiro com os medicamentos. Desse modo, a mente de seu filho estará funcionando com mais eficiência quando ele iniciar a psicoterapia, podendo obter o máximo da experiência.

COMO A PSICOTERAPIA PODE MELHORAR O TRATAMENTO DE MINHA CRIANÇA BIPOLAR?

1. Você e sua criança terão mais oportunidades de aprender sobre o transtorno bipolar ao se envolverem no processo psicoterapêutico.
2. Sua criança tomará medicamentos mais regularmente se estiver fazendo psicoterapia.
3. A psicoterapia reduz o estresse que estimula o transtorno bipolar de sua criança.
4. Discutir a comunicação e os relacionamentos sociais ajuda sua criança a se tornar mais efetiva e a ter interações mais agradáveis com a família, os amigos, os professores e os colegas.
5. Compartilhar a raiva, o ciúme e os ressentimentos com um terapeuta ajuda sua criança a conter as emoções negativas, diminuindo a probabilidade de elas surgirem em casa ou na escola. É melhor para sua criança liberar a raiva com um terapeuta do que com você.
6. A psicoterapia dá à sua criança bipolar uma oportunidade para modelar, representar e tentar atitudes e comportamentos com um adulto, obtendo seu *feedback* em um ambiente seguro e apoiador.
7. Os psicoterapeutas com experiência no tratamento de crianças bipolares já terão estratégias de comportamento e de comunicação prontas para ajudar sua criança a superar as limitações bipolares.

Devemos procurar outro terapeuta ou pedir ao nosso psiquiatra para fazer a terapia com meu filho?

Isso depende de vocês. Todos os psiquiatras são treinados para fazer psicoterapia. Seu psiquiatra pode estar interessado em fazer as duas coisas ou pode preferir que você procure outro terapeuta para seu filho. Com certeza, o psiquiatra de seu filho já conhece a condição dele e pode usar a informação da psicoterapia para melhorar os medicamentos e vice-versa. Contudo, se sua criança já tem um ótimo relacionamento com outro terapeuta, pode ser melhor manter o terapeuta que vocês já têm, se ele for bem informado ou se estiver disposto a aprender mais sobre o transtorno bipolar e seu tratamento.

Daqui para frente, quando eu disser psiquiatra e psicoterapeuta vou presumir que você compreende que ambos podem ser a mesma pessoa.

Meu atual terapeuta será capaz de ensinar a mim e à minha família sobre meu transtorno bipolar?

Espero que algum dia a maior parte dos programas de treinamento em psicoterapia ensine o suficiente sobre o transtorno bipolar para tornar isso possível. A não ser que seu psicoterapeuta tenha experiência e treinamento especiais em transtorno bipolar, no momento, esse trabalho será do seu psiquiatra.

Minha filha realmente precisa falar com um psicoterapeuta? Não é melhor ela compartilhar seus segredos com a própria mãe do que com um estranho?

A psicoterapia é muito diferente de uma mãe falando com a filha. Certamente, um forte relacionamento de apoio entre você e sua filha é essencial para ela se desenvolver. Mas os psicoterapeutas estudam anos para aprender e aperfeiçoar as técnicas de terapia comportamental, interpessoal cognitiva, da realidade, psicodinâmica e outras que podem ajudar no transtorno bipolar de sua filha. (Ver páginas 139-144 para obter explicações sobre cada um dos principais tipos de psicoterapia.) As crianças bipolares também se beneficiam com um ambiente terapêutico seguro, onde podem liberar sua energia sem o risco de serem desrespeitosas, não cooperativas ou irritantes para os pais.

Como saber se a terapia da minha filha está funcionando?

Se sua filha volta da sessão de terapia motivada e mais centrada no momento (mesmo se estiver irritada ou se queixar do terapeuta), então a terapia está funcionando.

Escolhendo um terapeuta

A coisa mais importante a ser considerada na escolha de um terapeuta é seu currículo. Se um terapeuta tem experiência com outras crianças com transtorno bipolar e as ajudou de forma consistente, então provavelmente você desejará que ele cuide de sua criança.

Não conheço nenhum terapeuta. Como posso encontrar um bom terapeuta para minha filha?

Pergunte ao psiquiatra de sua criança, ao clínico geral e ao pediatra se eles podem encaminhar sua filha para um bom terapeuta com quem trabalharam no passado. Pergunte às mães de outras crianças com transtorno bipolar ou com problemas similares se elas gostam de seus terapeutas o suficiente para recomendá-los. Vá a reuniões locais de organizações de saúde mental.

Como saber se o psiquiatra do meu filho já está fazendo psicoterapia com ele? Se não estiver, como posso lhe pedir para ser o terapeuta do meu filho?

Se seu psiquiatra passa vinte minutos ou mais com sua criança, pergunte se ele está fazendo psicoterapia. Se estiver e você gostar do progresso de seu filho, então não precisa fazer mais nada. Se você acredita que poderia gostar que o psiquiatra de seu filho fosse também o psicoterapeuta dele, apenas peça ao médico para discutir esse assunto com você.

Como saber se um terapeuta está qualificado para ver meu filho?

Pergunte se ele tem permissão para praticar psicoterapia e se frequentou uma faculdade ou um programa de treinamento credenciados. Todos aqueles com residência médica em psiquiatria estiveram em um programa credenciado. Pergunte há quanto tempo eles praticam e para que tipo de psicoterapia eles foram treinados. Se ele ainda é um aluno em treinamento, descubra o nome do supervisor dele e, se possível, converse diretamente com ele.

Uma pessoa pode chamar a si mesma de terapeuta sem ter nenhum treinamento em psicoterapia?

Infelizmente, na maior parte dos estados, qualquer um pode providenciar uma placa e chamar a si mesmo de terapeuta. Outros nomes pomposos, como facilitador da mente/corpo, instrutor de saúde mental da criança, especialista em tratamento etc., podem ser inventados ou basear-se em um certificado recebido de um programa questionável. Se você tiver qualquer dúvida, não hesite em pedir ao possível terapeuta detalhes sobre sua licença, treinamento e educação.

O que mais devo perguntar a ele?

Pergunte se ele está interessado e informado sobre o transtorno bipolar em crianças, quantas crianças bipolares ele atendeu e tratou e quantas estão em tratamento. Pergunte sobre o método de tratamento para crianças bipolares.

Pode ser que, em sua região, não haja psicólogos, assistentes sociais ou orientadores com experiência significativa no tratamento de crianças bipolares. Nesse caso, entregue a terapia ao psiquiatra de sua criança ou pergunte a potenciais terapeutas se eles trabalhariam com o psiquiatra de sua criança para saber mais sobre a sua condição e seu tratamento.

Quais os melhores tipos de psicoterapia para a minha criança bipolar?

Há muitos tipos de terapias e de terapeutas. Algumas terapias são consagradas e comprovadamente ajudam as crianças, enquanto outras não. Particularmente, a psicoeducação, a terapia comportamental e a terapia interpessoal foram muito úteis no passado para outras crianças bipolares. Eu também descrevo alguns outros tipos de terapia menos úteis para o transtorno bipolar. Seu desafio é determinar qual deles é o melhor para a sua criança.

O que é psicoeducação e como obtê-la para meu filho bipolar?

Educar você e seu filho a respeito do transtorno bipolar é uma parte tão importante da psicoterapia que ela tem seu próprio nome. A psicoeducação ensina o que é transtorno bipolar, o que o causa, como lidar com ele, como tratá-lo e como tirar o melhor proveito dos medicamentos. Ela oferece informação sobre mudanças no estilo de vida que irão melhorar os sintomas bipolares de seu filho, como evitar que o transtorno bipolar piore e estratégias práticas para lidar com problemas que ele provavelmente vai enfrentar. Ela inclui informações que ajudarão o restante da família a lidar melhor com a condição de seu filho.

Inúmeros estudos descobriram que a psicoeducação é igual ou melhor do que quaisquer outros tipos de psicoterapia para transtorno bipolar. Atualmente, os psiquiatras especializados em transtorno bipolar são os melhores para oferecer a psicoeducação, mas espero que os clínicos gerais, pediatras, psicólogos profissionais, orientadores e assistentes sociais estejam dispostos a obter essas informações para melhor ajudar seus clientes bipolares.

A terapia da realidade seria útil para meu filho depressivo bipolar?

A Terapia da Realidade (TR) focaliza problemas atuais e maneiras práticas de superá-los. Quando seu filho conseguir superar os desafios em seus relacionamentos sociais, na escola e na vida familiar, ele se sentirá melhor a respeito de si mesmo e ganhará mais respeito e reconhecimento dos outros. A TR busca tornar sua criança consciente dos pensamentos dela e de ações para que ela possa modificá-los. A TR também o ajuda a reconhecer as fantasias, para que elas não o distraiam da vida real. Os terapeutas da realidade tentam conduzir as crianças para longe de suas desculpas e preocupação com emoções negativas.

Por que você recomenda que o psicoterapeuta do meu filho "permaneça no presente"?

Muitos bons terapeutas focalizam eventos e interações imediatas que acontecem na vida cotidiana de seus pacientes bipolares. Se seu filho puder encontrar estratégias práticas para tornar a vida melhor, ele será mais feliz. Se pudermos ajudar seu filho a desenvolver uma compreensão melhor do que as outras pessoas em sua vida estão sentindo e comunicando, então ele será mais feliz e sua família mais saudável. Essa abordagem prática pode ajudar a lhe dar a esperança de que seu filho conseguirá enfrentar os desafios da vida e terá uma vida verdadeiramente feliz, realizada e bem-sucedida, sem precisar desencavar lembranças antigas e decepções passadas que podem estimular a depressão bipolar.

O que é terapia comportamental? Quais as suas vantagens para minha filha bipolar?

A Terapia Comportamental (TC) utiliza a compreensão do comportamento com base em pesquisas científicas para ajudar sua filha a mudar o temperamento e o ponto de vista. A TC começa ensinando como relaxar e combater o estresse diário. Então, os comportamentos práticos são programados para ela diminuir a depressão e a ansiedade. Isso é realizado sem revolver emoções dolorosas e sem criar culpa ou preocupações com relação ao que não é desejável e adequado. Acho que a TC é ótima para crianças bipolares. Os programas comportamentais que apresentarei posteriormente neste livro baseiam-se em técnicas comportamentais. Infelizmente, hoje, há um número limitado de terapeutas treinados em TC e pode ser difícil encontrá-los.

O que acontece na terapia interpessoal? Ela funcionaria para meu adolescente?

A terapia interpessoal (TIP) foi desenvolvida especificamente para o tratamento de depressão e demonstrou ser efetiva em adolescentes. A TIP examina os relacionamentos a fim de melhorar o ajustamento e as habilidades para lidar com seu adolescente bipolar. O aumento da compreensão dos relacionamentos, interações sociais e comunicações melhorará muito a vida de sua criança bipolar. Em geral, as sessões focalizam a diminuição de conflitos familiares, escolares e sociais, adaptando-o para a mudança, para a melhora das habilidades sociais e para lidar com a tristeza. Eu recomendo a TIP para crianças com transtorno bipolar e utilizo técnicas interpessoais em minha prática.

O que é psicoterapia psicodinâmica?

A psicoterapia psicodinâmica é um seguimento da psicanálise freudiana que busca desenvolver *insights*. Isso é feito examinando-se os pensamentos e as emoções do paciente para esclarecer seus conflitos internos, motivações, explicações e defesas subconscientes. Na psicoterapia psicodinâmica clássica, o terapeuta é silencioso e passivo, permitindo que os pacientes falem sobre os seus problemas e preocupações. Infelizmente, muitas crianças bipolares não são bons candidatos para a psicoterapia psicodinâmica e precisam de um nível mais elevado de participação do terapeuta.

Minha filha é tão silenciosa, introvertida e depressiva que acho que nenhum tipo de terapia poderia ajudá-la. Poderia?

A psicanálise infantil é um processo de autorrevelação gradativa em uma ou diversas sessões semanais. A psicanálise pode ser freudiana, junguiana ou de outro tipo. Particularmente, gosto das técnicas do jogo de areia de Jung para crianças pequenas e a análise dos sonhos para adolescentes, como formas não ameaçadoras de atrair crianças introvertidas e depressivas para fora de sua concha. Infelizmente, os analistas infantis nem sempre são fáceis de encontrar e o tratamento pode ser caro.

O que é ludoterapia?

A ludoterapia envolve a utilização de brinquedos, blocos, bonecas, fantoches, desenhos e jogos para ajudar a criança a reconhecer, identificar e verbalizar sentimentos e conflitos. Ela pode ser usada como parte da psicoterapia psicodinâmica ou psicanalítica.

O que é terapia cognitiva? Você a recomendaria para minha filha bipolar?

A terapia cognitiva identifica padrões ruins e prejudiciais de pensamento e ensina as crianças a evitá-los. Sua filha aprenderia que determinados pensamentos provocam sentimentos e humores negativos, que podem causar depressão. Em geral, é uma ótima terapia, mas se sua filha bipolar é sensível, pode interpretar os comentários sobre seu conhecimento como uma crítica. Além disso, se ela está apenas começando o tratamento, pode ser quase impossível para ela afastar da mente pensamentos indesejáveis, intrusivos. Talvez seja melhor esperar até sua filha ficar mais madura e estável, mais capaz de controlar os pensamentos e absorver as críticas, antes de considerar a terapia cognitiva.

Um "especialista" na internet disse que *toda* criança agitada precisa de terapia familiar. Você concorda?

As sessões de terapia familiar reúnem irmãos, irmãs, pais ou casais com problemas conjugais na mesma sala. Quando os membros da família podem se comunicar melhor com a ajuda de um terapeuta, esse método funciona bem. Entretanto, quando as crianças bipolares querem apenas continuar discordando, indignando-se e se queixando dos membros de sua família durante a sessão de terapia, essa abordagem não é tão útil.

Minha prima fez terapia de grupo. Isso seria bom para meu filho bipolar?

A terapia de grupo é maravilhosa para seu filho aprender habilidades sociais e de comunicação. Mas líderes desse tipo de terapia me disseram que crianças bipolares, com frequência, recusam-se a falar, são muito sensíveis às críticas, tentam monopolizar a conversa ou são muito focadas em si mesmas para se sair bem em grupos. Como em outras áreas, o sucesso da terapia de grupo depende da experiência e da habilidade do terapeuta. Os terapeutas de grupo podem ter formação em terapia interpessoal, psicodinâmica, de apoio ou outros tipos de terapia que eles utilizam em seus grupos.

Que outros tipos de terapia são usados para tratar o transtorno bipolar?

A terapia de ritmo social emprega algumas das técnicas de programação discutidas no capítulo 4. A terapia de detecção do pródromo busca identificar gatilhos de episódios bipolares e tenta ajudar os indivíduos bipolares a evitar que eles ocorram. Em minha experiência, isso não funciona tão bem com crianças, porque muitas crianças bipolares têm sintomas combinados e não apresentam ciclos.

A terapia de apoio é o tipo oferecido pelos terapeutas em minha região. Ela é boa para o tratamento do transtorno bipolar?

Na terapia de apoio as crianças recebem encorajamento, proteção e a confirmação de que são capazes e serão bem-sucedidas. Infelizmente, crianças maníacas bipolares já se consideram ótimas e bem-sucedidas, enquanto muitas crianças depressivas bipolares consideram o otimismo irritante. A honestidade e a objetividade, em vez do otimismo, podem ajudar as crianças bipolares a se sentirem ancoradas na realidade. Muitas vezes os terapeutas de apoio pedem às crianças para experimentar novamente emoções e lembranças dolorosas que elas estão lutando para controlar.

A terapia nunca pode ser prejudicial para minha filha bipolar?

Alguns terapeutas são treinados em técnicas que provavelmente serão úteis para muitas crianças, mas que podem não ajudar crianças com transtorno bipolar. Por exemplo, alguns terapeutas podem pedir à sua filha para reviver repetidamente momentos de dor, tristeza, depressão, dúvidas, autocrítica e culpa para "processá-los". Infelizmente, isso causa muito estresse em crianças bipolares. As emoções, as lembranças e os pensamentos intensos que são provocados em sua filha durante esse tipo de terapia podem não desaparecer por um longo período. Se sua filha é sensível, pode ficar sobrecarregada, diminuindo suas chances de sucesso.

Sua filha trabalha duro todos os dias para manter emoções, pensamentos e fantasias negativos fora da mente dela, concentrando-se em ter uma vida saudável. Se ela repetidamente voltar chorando da sessão de terapia, é hora de fazer uma mudança.

Sou um adolescente interessado em hipnose. Acho que funcionaria comigo, mas é seguro?

Não recomendo a hipnose para crianças ou adolescentes com transtorno bipolar. Seu desafio é enxergar o mundo como ele é. A hipnose é o oposto; ela o estimula a criar fantasias e eu não acho que isso seja bom para crianças com transtorno bipolar.

O que é mais barato: um psiquiatra geral, um psiquiatra infantil, um psicólogo, um assistente social, um orientador ou um clínico geral?

As pessoas se atormentam com perguntas assim. Seria mais econômico pagar um psiquiatra para receitar medicamentos *e* fazer psicoterapia? É melhor fazer terapia com um assistente social ou um orientador que cobram menos do que os outros?

O tratamento mais barato é aquele que mantém seu filho mais saudável. Há profissionais experientes e eficazes disponíveis em todos os níveis. Contudo, se seu filho for tratado de maneira ineficiente, pode precisar de consultas extras, segundas opiniões, educadores especiais ou hospitalização, e as despesas aumentam. A doença grave pode acabar com suas economias, perturbar a união de sua família, diminuir seu desempenho no trabalho ou mesmo exigir que um dos pais permaneça em casa para cuidar do filho.

Se você puder encontrar profissionais com experiência suficiente para reconhecer os problemas bipolares comuns e com soluções prontas para eles, sua criança ficará menos tempo na cama e mais tempo vivendo uma vida normal. A maneira para economizar é obter o melhor tratamento para sua criança.

Que tipo de terapeuta pode ensinar as técnicas de relaxamento e redução do estresse para minha filha?

Os terapeutas comportamentais, em geral, ensinam técnicas de relaxamento e redução do estresse, embora qualquer outro terapeuta possa aprendê-las e ensiná-las à sua filha. O capítulo 4 traz técnicas que você pode aprender e ensinar à sua filha e que ajudarão vocês a relaxar e reduzir o estresse.

Por que você se concentra na educação do terapeuta? Ouvi dizer que o diploma não é tão importante.

As credenciais profissionais dão uma boa ideia do nível e do tipo de treinamento e experiência especializados de um terapeuta com relação a crianças bipolares. Ouvi terapeutas dizerem que "depois do primeiro ano de experiência, a educação não importa", mas não acho que esse seja o caso. Na verdade, sempre preciso complementar minha educação, lendo revistas e assistindo a palestras, na tentativa de me manter a par dos mais recentes métodos de tratamento para crianças bipolares.

Os psicólogos podem prescrever medicamentos? Quem pode legalmente prescrever medicamentos para minha criança?

Apenas médicos podem prescrever medicamentos.

Como ajudar sua criança com programas comportamentais em casa

Você ou um membro da família podem ajudar sua criança bipolar em casa, complementando a psicoterapia. Eu preparei programas comportamentais específicos para crianças bipolares a fim de ajudar a diminuir a depressão, apreciar melhor a vida e fazer mais coisas positivas todos os dias. Esses programas comportamentais não substituem o contato pessoal com um terapeuta comportamental, mas podem preencher a lacuna se o terapeuta de sua criança não faz um trabalho comportamental ou está de férias, ou se não houver nenhum terapeuta em sua região. Se seu filho tem um terapeuta, leve a folha de programação de trabalho para a sessão dele. A folha de trabalho pode proporcionar material interessante para discussão, e o terapeuta talvez queira incluí-la no tratamento psicoterápico do seu filho.

A Programação de Eventos Agradáveis pode reduzir a depressão da sua criança bipolar

Na depressão bipolar, há uma tendência ao isolamento e a evitar atividades agradáveis e prazerosas. Por outro lado, pesquisas demonstraram que a participação em atividades alegres, positivas, pode melhorar a visão de mundo de uma criança depressiva. A Programação de Eventos Agradáveis (PEA) destina-se a ajudar sua criança depressiva bipolar a participar de atividades alegres. Isso vai ajudá-la a ser socialmente ativa e a assumir um papel ativo na melhora da sua vida. A PEA pode diminuir a depressão bipolar ao desencorajar o isolamento, a alienação e os sentimentos de que tudo está perdido e de que nada vale a pena. Se sua criança puder ser mais agradecida pelas coisas maravilhosas na vida dela e agir mais construtivamente, então a atitude e o humor dela vão melhorar e a vida será mais feliz e bem-sucedida.

Como meu filho e eu podemos começar a Programação de Eventos Agradáveis?

Cuidadosamente, remova a folha de trabalho da PEA e leia-a com seu filho. Coloque um sinal ao lado das atividades que ele gosta de fazer ou das coisas que ele poderia gostar de fazer. Veja se vocês conseguem pensar em outras coisas agradáveis e acrescente-as à lista. Então, todo domingo à noite, olhem a lista e façam planos para executar algumas das atividades na semana seguinte. Sempre que seu filho completar uma atividade da lista, a data deve ser colocada na folha de trabalho.

Como saber se a PEA está funcionando para a depressão do meu filho?

Inicialmente, devido à depressão, pode ser difícil para sua criança programar e participar de atividades agradáveis. Enquanto ela participa dessa programação, você deverá ver seu filho querendo fazer mais coisas agradáveis, primeiramente com encorajamento e depois mais espontaneamente. Se você examinar a folha de trabalho e descobrir que ela está preenchida com muitas atividades e muitas datas, a programação está funcionando. Caso contrário, você deve reafirmar que, embora sua depressão dificulte a participação nas atividades agradáveis, forçar a si mesmo a experimentar eventos alegres deve ajudá-lo a se sentir melhor.

Programação de Eventos Agradáveis

Verifique todas as atividades que você gostaria de fazer ou acha que gostaria de fazer. Acrescente suas próprias atividades preferidas. Então, planeje quando você fará essas atividades e coloque as datas em que elas foram feitas.

Coisas que você gostaria de fazer:	Datas em que você as fez:
Ir ao shopping	_____ _____ _____ _____
Ir a um concerto	_____ _____ _____ _____
Visitar um museu	_____ _____ _____ _____
Jogar boliche	_____ _____ _____ _____
Assistir a um filme	_____ _____ _____ _____
Ir ao parque	_____ _____ _____ _____

(continua)

Psicoterapia é importante para o transtorno bipolar de sua criança

Ir ao zoológico _____ _____ _____ _____
Ir a um evento esportivo _____ _____ _____ _____
Alugar um filme _____ _____ _____ _____
Sair com amigos _____ _____ _____ _____
Telefonar para um parente distante _____ _____ _____ _____
Acampar _____ _____ _____ _____
Visitar alguém fora da cidade _____ _____ _____ _____
Comer em um restaurante _____ _____ _____ _____
Fazer uma caminhada _____ _____ _____ _____
Visitar um amigo _____ _____ _____ _____
Ir à igreja ou ao templo _____ _____ _____ _____
Ir à biblioteca _____ _____ _____ _____
Fazer uma viagem _____ _____ _____ _____
Soltar pipa _____ _____ _____ _____
Ir a uma festa _____ _____ _____ _____
Visitar um dos pais no trabalho _____ _____ _____ _____
Passar a noite com um amigo _____ _____ _____ _____
Fazer um presente para alguém _____ _____ _____ _____
Tirar fotografias _____ _____ _____ _____
Fazer o seu próprio trabalho de arte _____ _____ _____ _____
Tocar um instrumento musical _____ _____ _____ _____
Assistir a uma peça de teatro _____ _____ _____ _____
Cozinhar _____ _____ _____ _____
Fazer uma refeição com amigos _____ _____ _____ _____
_____ _____ _____ _____ _____
_____ _____ _____ _____ _____
_____ _____ _____ _____ _____
_____ _____ _____ _____ _____
_____ _____ _____ _____ _____
_____ _____ _____ _____ _____

Programa Colorir Meu Mundo I e II

O Programa Colorir Meu Mundo I ajuda sua criança a *notar* a beleza profunda, embora simples, de tudo ao redor dela, que ela pode ter deixado de perceber devido aos sintomas depressivos ou maníacos bipolares. Ele oferece provas verossímeis e gráficas de que coisas boas estão acontecendo, bloqueando a tendência bipolar de se voltar para dentro e se concentrar excessivamente em si mesma. Ao fazê-la olhar para fora de si mesma, o Programa Colorir Meu Mundo I ajuda-a a se envolver com o mundo real e não com fantasias internas.

O Programa Colorir Meu Mundo II ajuda sua criança a realizar *ações* que melhoram o mundo dela. Ele lhe dá provas de que ela pode fazer coisas boas acontecerem e a faz parar de duvidar da habilidade de fazer a si mesma feliz. Ao ajudar sua criança a ver como as ações dela podem afetar a maneira como ela se sente, o Programa Colorir Meu Mundo II estimula sua criança a desempenhar um papel ativo na vida e na saúde.

Para começar, remova cuidadosamente as folhas de trabalho dos Programas Colorir Meu Mundo I e II e faça algumas cópias. Os Programas I e II são alternados a cada semana. Sempre use uma cópia nova das folhas de trabalho toda semana. Estimule sua criança a acrescentar novos itens que ela gosta de ver e de fazer, e sinta-se livre para mudar os itens da lista conforme suas necessidades e interesses se modificam.

Como minha filha e eu começamos o Programa Colorir Meu Mundo I?

Na primeira semana, sente-se com sua criança e examine a folha de trabalho do Programa Colorir Meu Mundo I. Examine cada item na folha de trabalho e, se adequado, discutam cada um rapidamente. Pergunte a sua filha quais os itens de que ela mais gosta. Começando com o dia atual, vejam quais itens da lista ela notou recentemente e assinale-os na folha de trabalho. Então, sente-se tranquilamente com sua filha, após o jantar ou antes de ela ir para a cama, toda noite, e percorram a lista, verificando cada item notado naquele dia. Algumas crianças vão querer discutir esses eventos. No final da folha, você pode comentar a quantidade de itens que sua criança notou naquela semana. Com frequência, as crianças maiores completarão sozinhas a folha de trabalho e, se não quiserem conversar a respeito dos resultados, não é necessário comentá-los.

Psicoterapia é importante para o transtorno bipolar de sua criança

Programa Colorir Meu Mundo I

Esta semana, verifique as coisas que você *notou* e que tornaram sua vida mais agradável. Sinta-se livre para acrescentar outras coisas que você notou e apreciou.

	Seg.	Ter.	Qua.	Qui.	Sex.	Sáb.	Dom.
Verifique todos os dias:							
Você notou que se sente bem							
Você aguardou alguma coisa ansiosamente							
Alguém lhe disse alguma coisa gentil							
Você ouviu boas notícias							
Você descobriu alguma coisa divertida							
Você viu alguma coisa bonita							
Você ouviu uma boa piada							
Alguém demonstrou que ama você							
Alguém ajudou você							
Você gostou de ser você							
Alguma coisa deixou você feliz							
Você recebeu um presente							
Você gostou de estar com outras pessoas							
Foi bom ficar ao ar livre							
Alguém demonstrou que é seu amigo							
Você observou o nascer ou o pôr do sol							
Você recordou uma lembrança agradável							
Você viu uma flor ou planta bonita							
Você olhou as nuvens							
Você gostou de escutar música							
Você olhou as estrelas ou a lua							

(continua)

	Seg.	Ter.	Qua.	Qui.	Sex.	Sáb.	Dom.
Você foi valorizado por outras pessoas							
Você ficou perto de pessoas felizes							
Você sentiu amor por alguém							
Você notou alguém pela primeira vez							
Você viu um rosto feliz							
Você gostou de fazer exercícios							
Você conheceu alguém							
Você sentiu a sua força							
Você teve uma agradável experiência espiritual							
Você notou que estava relaxado							
Você se sentiu grato por todas as coisas boas							

O que meu filho e eu devemos fazer com o Programa Colorir Meu Mundo II?

Na segunda semana, sente-se com seu filho e examinem a folha de trabalho do Programa Colorir Meu Mundo II. Como no Programa I, examinem cada item na folha de trabalho e discutam cada um rapidamente. Começando com o dia atual, veja que itens na lista seu filho já fez e assinale-os na folha de trabalho. Então, percorra a lista tranquilamente com sua criança toda noite, após o jantar ou antes de ela ir para a cama, verificando cada coisa na lista que ela fez naquele dia. Nessa ocasião, seu filho pode querer discutir a lista com você. No final da semana, vocês podem comentar se houve muitas ou poucas ações naquela semana. Se seu filho é mais velho, ele pode completar a folha de trabalho sozinho e talvez não queira discutir os resultados.

Como meu filho e eu continuamos a usar os Programas Colorir Meu Mundo?

Continue alternando os Programas Colorir Meu Mundo I e II semanalmente para mantê-los interessantes e para enfatizar que experimentamos a beleza e fazemos coisas que aumentam a beleza da nossa vida. Guarde as folhas de trabalho antigas em uma pasta para que você e seu filho possam examiná-las mensalmente e acompanhar o progresso dele.

Programa Colorir Meu Mundo II

Esta semana, verifique as coisas que você *fez* e que tornaram sua vida mais agradável. Sinta-se livre para acrescentar outras coisas que você fez e apreciou.

	Seg.	Ter.	Qua.	Qui.	Sex.	Sáb.	Dom.
Verifique todos os dias:							
Fez alguma coisa saudável	____	____	____	____	____	____	____
Tocou alguma música agradável	____	____	____	____	____	____	____
Foi a um lugar de que você gosta	____	____	____	____	____	____	____
Disse a alguém que você o ama	____	____	____	____	____	____	____
Fez alguma coisa agradável para si mesmo	____	____	____	____	____	____	____
Brincou com seu animal de estimação	____	____	____	____	____	____	____
Tomou uma bebida de que você gosta	____	____	____	____	____	____	____
Fez alguma coisa linda	____	____	____	____	____	____	____
Comeu seu alimento predileto	____	____	____	____	____	____	____
Teve um novo pensamento interessante	____	____	____	____	____	____	____
Usou roupas de que você gosta	____	____	____	____	____	____	____
Beijou alguém	____	____	____	____	____	____	____
Disse alguma coisa divertida	____	____	____	____	____	____	____
Leu alguma coisa agradável	____	____	____	____	____	____	____

(continua)

	Seg.	Ter.	Qua.	Qui.	Sex.	Sáb.	Dom.
Mostrou a alguém que você se importa							
Teve uma conversa amigável							
Escreveu por prazer							
Foi um bom ouvinte							
Contou uma boa piada							
Fez uma caminhada agradável							
Comeu um lanche gostoso							
Tirou uma soneca gostosa							
Leu um livro por divertimento							
Conversou com amigos							
Fez alguém feliz							
Montou um quebra-cabeça							
Teve uma conversa significativa							
Ajudou alguém							
Tocou alguém com quem você se importa							
Aprendeu alguma coisa nova							
Criou alguma coisa nova							
Solucionou um problema difícil							

Os estágios do programa de recuperação bipolar

A atitude é importante, e com frequência, pergunto que tipo de atitude as crianças com transtorno bipolar precisam para superar a doença. Dividi o processo de recuperação em quatro passos a serem completados por sua criança, com afirmações que a ajudarão a avançar para a saúde total, mantendo-a. Leia ou mostre esses passos para sua criança todos os domingos e faça-a dizer as afirmações com você. Focalize um passo de cada vez. As crianças maiores devem anotar cada passo e cada afirmação, colocando o papel em um lugar de destaque, onde possam ver o passo e dizer a afirmação todos os dias. Quando você estiver convencido de que ela dominou o passo atual, ajude-a a avançar para o próximo.

OS QUATRO PASSOS DA RECUPERAÇÃO BIPOLAR EM CRIANÇAS

Primeiro passo: Aceitar que você precisa tomar seus medicamentos mesmo que não queira.

Afirmação: "Embora eu não compreenda agora, isso é algo que eu preciso fazer."

Segundo passo: Aceitar que você precisa fazer aquilo que seus pais e outras autoridades mandam você fazer.

Afirmação: "Eu preciso seguir as regras, mesmo que não concorde com elas."

Terceiro passo: Aceitar que o que você pensa e sente não controla o que você faz.

Afirmação: "Mesmo pensando que eu sou perfeito ou um fracasso, eu ainda preciso fazer o que é esperado de mim."

Quarto passo (para crianças mais velhas): **Aceitar que você tem um papel importante na sua família, na sua escola e na sua sociedade.**

Afirmação: "Eu assumo a responsabilidade pelas escolhas que eu faço e as consequências daquilo que faço."

7
Estratégias práticas para cuidar de sua criança bipolar

Uma criança bipolar é um desafio para toda a família. Os pais de crianças bipolares precisam satisfazer as necessidades da criança, bem como as suas e as dos outros membros da família. Os problemas com alimentação e outros hábitos, as brigas da criança com a autoridade paterna e as questões de amadurecimento da sexualidade exigem muitas habilidades dos pais. Ao mesmo tempo, eles precisam cuidar bem da própria saúde, manter o casamento sólido e ter tempo e espaço suficientes para viver a própria vida.

Curando a família

O primeiro passo para ajudar sua família a se curar é permitir que todos compreendam o que está acontecendo com sua criança bipolar. Encontre material de leitura para o seu parceiro e outras crianças (como este livro). Assine revistas e boletins informativos sobre o assunto. Faça uma reunião familiar e esclareça que, se os membros da família tiverem perguntas sobre o transtorno bipolar, você e o médico da sua criança podem ajudar a encontrar respostas.

Que idade meu filho precisa ter para eu poder lhe explicar a respeito do transtorno bipolar?

Acho que muitas crianças podem começar a compreender sua condição por volta dos sete anos e a assumir um papel ativo no seu tratamento por volta dos dez anos. Não tente dar muitas informações; apenas deixe que elas saibam que têm um problema de saúde que precisa de tratamento para que elas possam ser felizes e saudáveis. Ofereça-se para responder às suas perguntas e mostre este livro se elas tiverem idade suficiente, mas não fique surpreso se elas não quiserem saber muito nesse momento.

Devemos tentar esconder da família o fato de que alguma coisa está errada com nossa filha?

Se vocês tentarem manter as coisas em segredo, estarão enviando a mensagem de que a condição de sua filha é tão horrível que não pode ser mencionada nem discutida. Quando vocês e os membros da família puderem falar sobre a condição de maneira prática e realista, isso mostrará a ela que ninguém está assustado ou constrangido com sua condição bipolar.

E com relação a contar às pessoas que não são da família?

Em geral, aconselho as famílias a tratar o transtorno bipolar como um assunto de família, que não deve ser discutido fora de casa. Contudo, o transtorno bipolar é tão comum que muitas crianças falam a seu respeito por conta própria.

Como explicar aos meus outros filhos o transtorno bipolar da irmã?

Você pode dizer que a irmã tem uma doença que começa na infância e requer tratamento, paciência e apoio dos membros da família. Enfatize o fato de que, sob circunstâncias positivas, a vida dela será como a de todas as outras pessoas. Mencione que essa condição torna necessário que você lhe dê atenção e ajuda extras periodicamente, mas que você ama a todos igualmente.

Como posso fazer minha família aceitar que meu filho está doente? Francamente, preciso do apoio dela.

Uma das melhores maneiras para obter aceitação e apoio para a condição de seu filho bipolar é envolver a família para que todos se ajudem. Os irmãos mais velhos podem receber tarefas específicas, como orientar seu filho na lição de casa, ajudá-lo a praticar esportes ou arrumá-lo para ir à escola. Atribua ao seu filho bipolar a tarefa de ajudar um irmão mais novo com a lição de casa, a preparar-se para dormir ou fazer os seus exercícios. Dessa maneira, todos são envolvidos e todos passam a conhecer e compreender melhor os membros da família. No processo, a família ficará consciente das necessidades e vulnerabilidades especiais de seu filho.

Nosso filho bipolar queixa-se de que não é justo a irmã mais velha receber prêmios e participar de festas pela sua formatura. Como explicar isso a ele?

Explique a seu filho que as pessoas são diferentes e que cada uma recebe recompensas e sucessos de acordo com a idade, interesses e talentos. Enfatize que ele já recebeu e vai receber recompensas e que terá sucessos para comemorar.

Por que meu filho briga com os irmãos e irmãs?

A irritabilidade é uma das características mais consistentes do transtorno bipolar em todas as idades, durante a depressão e a mania. Episódios de raiva e brigas podem surgir de repente e se agravar num piscar de olhos. Chame a atenção do médico e do terapeuta do seu filho para esse problema e pergunte o que eles podem fazer para diminuir a raiva dele.

Passo o tempo todo ajudando meu filho bipolar. Estou cansada de não ter vida própria. Socorro!

Tente obter ajuda do psiquiatra, do terapeuta e da escola, bem como da própria família e amigos. Decida o que é razoável você fazer pessoalmente e quanto você pode atribuir aos profissionais e outros membros da família. Lembre-se de que você precisa cuidar da própria saúde se quiser ajudar seu filho.

Tristeza e perda

Causa e efeito podem não ser claros para as crianças bipolares e, com frequência, elas acham que os eventos ao redor acontecem aleatoriamente, sem aviso. É terrível quando elas percebem que vivem em um mundo onde todos podem ser repentinamente tirados de sua vida sem motivo ou aviso.

Como posso ajudar minha criança bipolar a lidar com os conceitos de morte e separação?

Esses conceitos em geral são muito complexos para crianças pequenas. É melhor nos concentrarmos em como prosseguir com nossa vida e sermos felizes, embora as pessoas queridas não estejam mais entre nós. Eu digo: "Depois de perder alguém é bom saber que podemos voltar à nossa vida normal e fazer todas as coisas alegres que costumávamos fazer".

Meu filho terminou o namoro e não está lidando bem com isso. O que podemos fazer?

A vulnerabilidade ao estresse e a resistência à mudança podem tornar o fim de um relacionamento uma experiência devastadora para crianças bipolares. Para uma criança bipolar, a perda de uma pessoa querida pode deixar um vazio que parece que nunca vai ser preenchido. A melhor coisa que você pode fazer é ajudar seu filho a se envolver novamente em atividades sociais com outras pessoas. Leve-o ao cinema, a jogos com a família, à igreja, ao parque, convide seus amigos para irem à sua casa e ajude-o a preencher esse vazio.

A fé e a família

A fé e a crença espiritual são partes importantes da nossa vida. Você deve buscar forças em suas práticas espirituais e usá-las para ajudar sua criança bipolar e unir o restante de sua família.

Nosso pastor quer ajudar nossa família, mas o que ele pode fazer?

Seu pastor pode ajudar cuidando de sua fé, ajudando os familiares a se envolver em atividades na igreja, na família e na comunidade e incluindo as crianças em grupos juvenis e no coro da igreja.

Nossa filha tornou-se realmente religiosa. É estranho, porque não somos uma família muito religiosa.

O transtorno bipolar pode levar as crianças a se tornarem extremamente religiosas. A religião pode dar à sua filha força interior, orientação espiritual e satisfação, bem como uma ligação com as raízes e os valores familiares. Entretanto, se a influência bipolar for muito forte, sua crença religiosa pode se tornar obsessiva ou ilusória. A regra geral é que, se sua criança estiver seguindo as regras e as práticas de sua religião e de sua comunidade, então as coisas estão bem.

Todas as noites meditamos em família, mas nosso filho bipolar é muito distraído. Sugestões?

Seu filho pode ter dificuldade de controlar os pensamentos, manter-se concentrado e afastar pensamentos isolados da mente consciente dele. Se seu filho não consegue meditar, como o restante dos membros da família, dê a ele a opção de ler ou pensar nos princípios espirituais. Então, trabalhe com o médico de seu filho até que o controle dos pensamentos dele esteja mais forte e ele possa compartilhar a mesma experiência espiritual de vocês.

Problemas alimentares

Os problemas alimentares são uma parte integral do transtorno bipolar. As crianças maníacas bipolares podem comer menos, as crianças depressivas bipolares podem comer mais e, como aconteceu com Cachinhos Dourados, é um desafio fazer as refeições da "maneira certa".

Nossa filha é tão seletiva com relação à comida que está ficando extremamente magra. O que nós podemos fazer?

É difícil tratar essa seletividade com relação aos alimentos que pode resultar em uma perda de peso prejudicial. Quando sua filha sente náusea e ânsia de vômito enquanto está comendo, essas sensações tendem a se repetir e ela começará a evitar aquele alimento. Verifique se o psicoterapeuta pode ajudá-la a diminuir o estresse relacionado à comida. Enquanto isso, tente se certificar de que ela obtenha proteínas suficientes, incluindo frango, carne, derivados do leite, ovos, peixe, tofu ou peru em sua dieta.

Meu filho leva horas escolhendo a comida, mas quer que a família permaneça na mesa até ele decidir que terminou a refeição. Nós tentamos concordar porque queremos que ele coma mais, mas isso está interferindo na nossa vida. Sugestões?

Ao usar essa maneira lenta e inadequada de se alimentar para ser o centro das atenções e controlar a família, seu filho é recompensado por comer pouco. Isso não o ajudará a se alimentar de forma normal. Ao contrário, faça os outros membros da família ignorarem a lentidão de seu filho bipolar, deixando a mesa assim que terminarem a própria refeição para que ele não tenha uma plateia.

Se seu filho não terminar a refeição em um período razoável, limpe a mesa. Quando ele ficar zangado, você pode negociar o alimento que ele receberá e quando isso acontecerá.

Tento forçar meu filho a comer mais, mas ele desiste depois de algumas garfadas. Socorro!

Se forçar não está funcionando, mude de tática. Observe quanto seu filho come hoje à noite e amanhã sirva a mesma quantidade que ele comeu. Se ele pedir mais, diga que você está contente, mas nunca lhe dê mais do que você tem certeza de que ele comerá imediatamente. Tente isso durante algum tempo e veja se seus hábitos alimentares melhoram.

Meu filho de cinco anos nunca se decide. Nós o levamos para jantar fora, eu leio todo o cardápio, mas não consigo que ele me diga o que deseja. Quando ele finalmente escolhe alguma coisa e a comida chega, ele diz que não gosta daquilo e que não vai comer. O que você sugere?

Escolher a comida em um restaurante pode ser uma tarefa muito grande na idade dele. Apenas peça alguma coisa do cardápio que você acha que ele vai gostar. Se ele não comer, dê algo que ele goste quando voltarem para casa. Para evitar o desperdício da refeição do restaurante, você pode levá-la para casa e dá-la a seu cão (ou comê-la).

Ajuda com hábitos e atividades

As crianças bipolares de todas as idades são especialmente vulneráveis ao desenvolvimento de maus hábitos e comportamentos compulsivos.

Você tem sugestões para ajudar a acabar com o hábito de roer unhas da minha filha?

Roer unhas pode causar infecções e malformações da unha. Contudo, esse hábito só aumenta em resposta ao estresse e à atenção, portanto, lembrar ou criticar apenas o torna pior. Em vez disso, tente misturar uma solução de quinina na água, o mesmo tipo de solução que os pet shops vendem para evitar que os cães mordam a si mesmos. Tente esfregar essa solução nos dedos de sua filha. Ela é tão amarga que quando ela colocar o dedo na boca será lembrada de que não deve roer as unhas. Com o tempo, isso pode ajudá-la a aprender a controlar o hábito de roer unhas. Se sua filha é mais velha, tente fazê-la morder a articulação do dedo quando sentir compulsão de roer as unhas ou limitar-se a roer apenas uma das unhas.

Nosso filho fica jogando no computador na hora de fazer a lição de casa. O que você recomenda?

Os jogos de computador podem se tornar um hábito, mas, diferente da opinião popular, eles não são essenciais para a vida humana. Em vez de discutir, apenas desinstale os jogos que estão no computador, retire os painéis de controle dos jogos e os aparelhos eletrônicos na hora de estudar.

Estou constantemente contando coisas ou acompanhando um ritmo em minha cabeça. O que é isso?

Contar e acompanhar um ritmo são coisas surpreendentemente comuns no transtorno bipolar. Embora você possa estar preocupado, em geral, isso não causa nenhum dano. Se você quiser eliminar isso, sugiro que tente o programa comportamental descrito na página 161.

Nosso filho funga e tosse continuamente. O que é isso?

Podem ser tiques, que são comportamentos rápidos ou incompletos que ocorrem repetidamente sem nenhum propósito. Os tiques ocorrem inconscientemente e aumentam com o estresse, portanto, não ajudará pedir a seu filho para não fazer isso. Na maioria das vezes, os tiques devem ser ignorados senão prejudicam sua criança.

Esses tiques estão me deixando constrangido na escola. O que posso fazer para pará-los?

Fique longe de estimulantes, como cafeína (encontrada em refrigerantes, café etc.), que aumentam os tiques. Certifique-se de estar dormindo o suficiente. Faça exercícios de relaxamento ou de meditação para diminuir o estresse durante o dia e tente o nosso programa comportamental para reduzir comportamentos indesejáveis. Se o problema não desaparecer, discuta-o com seu médico. Alguns medicamentos (como a clonidina) podem reduzir os tiques.

Um programa comportamental para extinguir hábitos, como balançar as pernas, tiques, contagem e outros

1. Comece percebendo que sua mente subconsciente controla a maior parte de seu comportamento, mas ela não sabe o que você quer que ela faça e não o está ajudando a extinguir os hábitos indesejáveis.
2. O primeiro passo para reprogramar seu comportamento é informar a mente subconsciente de que você quer que ela o ajude a controlar esse hábito indesejável. Quando você notar um comportamento indesejável, envie a si mesmo uma mensagem otimista. Diga ou sussurre alguma coisa positiva como: "Quero que minha perna permaneça imóvel", "Eu não roo mais minhas unhas" ou "Eu não pigarreio mais".
3. Se isso não for suficiente e sua mente subconsciente ainda não está prestando atenção, você pode providenciar um alerta. Coloque um elástico folgado no seu punho e estale-o levemente enquanto diz a mensagem para a mente subconsciente. Estale apenas o suficiente para você sentir; isso não é um castigo. Se você não gostar do elástico, tente morder levemente a articulação de um dedo ou pressionar de leve a unha do polegar.
4. Seja persistente, seja objetivo, mas não seja crítico com você mesmo. Ajudei pessoas a eliminar hábitos de vinte anos com esse método, portanto, vá com calma e mande a sua mensagem.

Brigas da criança com a autoridade dos pais

Desobediência, ressentimento e problemas com autoridade são expressões de raiva. A raiva pode ser ajustada para níveis mais próximos do normal com medicamentos e psicoterapia; portanto, entre em contato com o psiquiatra e o terapeuta e peça a ajuda deles para lidar com a raiva de sua criança com medicamentos e com um programa de administração da raiva.

Meu filho arruma confusão porque diz que ninguém tem o direito de lhe dizer o que fazer. E agora?

Naturalmente você tem o direito de dizer ao seu filho o que fazer, bem como quaisquer outros adultos responsáveis pela criança e com autoridade. Tente deixar claro para seu filho que ele é uma criança e ficará sob o controle dos adultos até amadurecer. Lembre que não é uma negociação; você já tem o poder.

Meu filho diz que não temos o direito de entrar no seu quarto e mexer nas suas coisas. O que dizer a ele?

Essa situação com frequência se torna o momento crítico no tratamento de crianças bipolares mais velhas. Muitas vezes as crianças bipolares têm pouca capacidade de julgamento e, como pais, vocês precisam monitorar o que ele está fazendo. Se sua criança está escondendo tarefas inacabadas, bilhetes do professor ou do diretor, ou evidências de atividades proibidas, como bebida ou uso de outras drogas, essa é uma oportunidade para vocês eliminarem um problema antes que ele vá muito longe. Se vocês examinarem o quarto e não encontrarem nada condenável, então vocês realizaram seu trabalho como pais e podem suspirar aliviados.

Por que minha filha tenta controlar aquilo que todos fazem em nossa família? Ela até mesmo decide o que vamos vestir.

O transtorno bipolar pode transformar crianças em pequenos tiranos. Além de sua família, professores e outros adultos se ressentirão de sua filha se ela tentar controlá-los e ela perderá amigos que não querem receber ordens o tempo todo. A melhor coisa a fazer é ignorar o comportamento mandão de sua filha. Não contestem e não mudem o que vocês estão fazendo. Não resistam e não briguem com ela; apenas não façam o que ela diz.

Por que a escola me diz que minha criança é agitada na classe? Ela não me parece agitada.

Você precisa ir à escola e sentar nas aulas de seu filho para descobrir o que está acontecendo. Algumas vezes, as crianças falam quando não é a vez de falar, conversam na aula, andam pela classe ou fazem coisas que perturbam e que você talvez não veja em casa. Mesmo que sua criança se comporte bem enquanto você está observando, você ainda terá demonstrado para ela e para o professor que você se preocupa e está envolvido nas ações de sua criança.

O que a escola quer dizer quando afirma que minha filha tem "problemas comportamentais"?

O termo "problemas comportamentais", em geral, é um eufemismo aplicado a crianças que falam de maneira inadequada, desdenham a autoridade e perturbam as aulas ou outras atividades escolares. Você pode ver como isso é desconfortável para os professores, que investem muito em sua habilidade para manter as classes sob controle. Não importam as desculpas que sua filha dá para o seu comportamento; ela demonstra desrespeito e os professores se ressentirão. Informe o médico e o terapeuta sobre esse problema e verifique que estratégias outros pais encontraram para lidar com os problemas comportamentais dos seus filhos.

O que podemos fazer com nossa filha bipolar nos passeios em família? Ela estraga tudo.

Os passeios em família podem ser um desafio para crianças com transtorno bipolar devido ao estresse resultante do estímulo extra e da mudança de rotina. Até a criança ficar mais resistente ao estresse, pode ser necessário que ela permaneça em casa ou que a família escolha outro tipo de atividade que ela não possa estragar.

Acessos de raiva

De todas as emoções que podem sair de controle no transtorno bipolar de sua criança, a raiva é a mais destrutiva para relacionamentos, propriedades e bem-estar de sua criança. Se ela raramente tem acessos de raiva, você pode simplesmente abraçá-la e dizer que a ama e o acesso de raiva em geral acaba. Contudo, se ela tem acessos de raiva frequentemente, há o risco de os atos raivosos se tornarem uma resposta habitual à frustração. Nesse caso, você precisa ajudá-la a aprender a se recuperar sozinha dos acessos de raiva.

Minha filha bipolar tem acessos de raiva e eu não aguento mais. O que posso fazer?

Se for um ataque leve, apenas a ignore. Lembre-se de que sua filha está tendo esse acesso de raiva para obter uma reação de *você*. (Do contrário, ela estaria tendo o ataque na frente de outra pessoa ou quando estivesse sozinha em seu quarto.) Se você não reagir, o acesso de raiva não está mais funcionando para obter uma reação sua e consequentemente começará a desaparecer.

Encare com seriedade o fato de não reagir. Quando sua filha tiver um acesso de raiva, não fale com ela, não responda a suas perguntas, nem mesmo olhe na direção dela, até ela começar a agir de maneira adequada. Então, volte à sua interação habitual como pai.

E se o fato de ignorar meu filho o deixar mais nervoso?

A princípio, ignorar seu filho durante um acesso de raiva *pode* provocar uma reação mais intensa. Seu filho pode acusar, gritar, se acalmar, implorar, chorar, berrar, pular para cima e para baixo ou deitar e ficar chutando o ar com as pernas e os braços. Ele fará qualquer coisa imaginável para você continuar brigando com ele, mas não caia nesses truques. Continue fingindo que ele não está no local. Só comece a interagir quando ele estiver totalmente calmo. Você não provocou o acesso de raiva e não precisa dar um jeito nele. Apenas pare de fazer parte dele e espere até ele acabar.

E se o acesso de raiva da minha filha ficar muito intenso? Tenho medo de que ela quebre alguma coisa.

Se o acesso de raiva de sua filha for muito intenso para ser ignorado, então ela precisa de mais ajuda. Insista para que ela vá para um local tranquilo e permaneça lá até ficar novamente controlada. Aprenda a regra do "Um, dois, três". Você dá duas advertências e se sua filha se comportar mal novamente, ela vai para lá. Imponha essa disciplina imediatamente, enquanto ela ainda se lembra porque está sendo aplicada. Quando ela estiver sozinha, separada de você, o acesso de raiva acabará. Essa separação também lhe dará uma chance para se acalmar.

Depois que o acesso de raiva acabar, faça sua filha pagar qualquer coisa que ela tenha quebrado ou danificado, seja em dinheiro ou com tarefas extras.

O que faz que os acessos de raiva do meu filho continuem?

A sua interação os faz continuar. Ele quer uma grande reação de você. Quando você participa de uma discussão, está estimulando ainda mais os acessos de raiva. Quando você tenta consolar ou argumentar com seu filho, está incentivando os acessos de raiva. Seja reagindo com raiva e gritando, ou ficando triste e chorando, você está jogando lenha na fogueira. Seu filho está tentando desesperadamente se comunicar com você, mas ele não vai conseguir até se acalmar.

O que meu filho deseja comunicar tendo um acesso de raiva?

Seu filho deseja compartilhar com você essa emoção enorme, intolerável de raiva, na esperança de que você consiga fazê-la desaparecer. Algumas vezes, a única emoção de uma criança bipolar é a raiva e quando ela compartilha esse sentimento, é isso o que você recebe. Embora você pareça onipotente para seu filho, você não pode entrar na mente dele e parar a raiva. Até ele ficar suficientemente maduro para controlar a própria raiva, você só precisa sentar e esperar.

Não se engane pensando que você é a causa do problema ou mesmo que o assunto que levou ao desacordo é a causa do problema. Em um acesso de raiva bipolar, o estoque interno de raiva de seu filho se torna tão forte que ele não consegue aguentar. Tudo o que ele consegue fazer é mostrar a raiva dele para você.

E se minha filha tiver um acesso de raiva em um local público?

Se ela não conseguir controlar a raiva após duas advertências, então ela terá de deixar o local. Se ela é mais velha, verifique se é seguro ela ficar esperando no carro por um breve período. Algumas vezes você precisará levá-la para casa e fazê-la ir para o quarto. Na próxima vez que vocês planejarem um passeio, ela talvez tenha de ficar em casa.

Os acessos de raiva do meu filho são muito piores do que os que você descreveu. Há alguma outra coisa que possamos fazer?

Além dos comportamentos para diminuir os acessos de raiva discutidos anteriormente, peça ao terapeuta para iniciar uma terapia para administração da raiva. Converse com seu médico sobre a necessidade de medicamentos. Muitas crianças podem tirar uma soneca rápida e acordar calmas e razoáveis novamente, para alívio de todos.

As coisas pareciam bem durante meses, mas então minha criança teve outro acesso de raiva. Qual o propósito?

Seja paciente. Os acessos de raiva não desaparecem de repente. A melhora é avaliada pela rapidez com que sua criança se recupera a cada vez e pelo tempo que separa os acessos de raiva. Não perca a esperança nem tente mudar o tratamento por causa de um incidente.

Corrigindo o comportamento de crianças bipolares

O papel mais importante na correção do comportamento de crianças bipolares é fazê-las parar, notar o problema que estão causando e anotar mentalmente para não repeti-lo no futuro. Se sua criança está aborrecida, espere alguns minutos até ela se acalmar ou faça com que ela fique sozinha em um local tranquilo. Então é hora de fazer a correção. Nós a chamamos de correção porque você diz à criança a coisa correta a ser feita.

Como você recomenda que apliquemos a correção em nosso filho bipolar?

As correções devem ser aplicadas sem críticas, sem repreensões, sem ficar zangado ou fazer seu filho se sentir culpado. Espere até ele ficar calmo, racional e evite discutir. Então, relaxe e 1) diga a ele *exatamente* o que você quer que ele faça; 2) ofereça ajuda se a tarefa for muito difícil; e 3) diga a ele quais serão as consequências se ele não executar a tarefa. Isso é correção e é o que ajuda sua criança a aprender.

Por exemplo, não diga ao seu filho: "Billy, por que você não consegue ser responsável? Você está agindo como uma criança de dois anos. Quando você vai crescer?". Isso pode deixar a criança mais zangada, culpada ou confusa, mas não diz a ela exatamente o que você quer que ela faça. Ao contrário, relaxe e diga: "Billy, eu quero que você limpe essa sujeira e reponha a xícara quebrada até amanhã nessa mesma hora. Peça ajuda se precisar, porque eu não quero que você sofra outras consequências.".

Ou diga calmamente: "Billy, eu quero que você pare de bater na sua irmã. Se você precisar de ajuda com ela, traga o problema para mim. Se eu precisar falar novamente sobre esse assunto, hoje à noite você não vai assistir televisão.".

Ou tente dizer sem rodeios: "Billy, seu pai e eu queremos que você tire notas melhores e, portanto, queremos que você faça a lição de casa. Se você precisar de ajuda com a lição de casa, diga. Eu vou verificar a sua lição de casa todas as manhãs e em qualquer dia que ela não for feita você terá de voltar direto para casa após a escola.".

Você percebe como isso funciona? Você envia a sua mensagem sem acusações, raiva, críticas, comentários pessoais ou julgamentos de valores e deixa totalmente claro o que ele precisa fazer e o que acontecerá se ele não fizer.

Minha filha sempre diz que não foi culpa dela. E aí?

Não importa se sua filha culpa o irmão, a escola, o professor ou você pelo erro dela. Se ela foi parte de um erro, então precisa fazer parte da correção. Sem discussão.

Sexualidade e transtorno bipolar em crianças

Com frequência, o impulso sexual aumenta durante o transtorno bipolar, especialmente durante a mania. Quando isso acontece repentinamente e fora do contexto social, pode pegar as crianças e os pais de surpresa.

Minha filha é sexualmente vulnerável devido ao transtorno bipolar?

Além de aumentar o impulso sexual, o transtorno bipolar também pode prejudicar o processo de pensamento de sua filha, fazendo que seja difícil para ela saber quando as situações são arriscadas ou quando amigos do sexo masculino não são confiáveis. A impulsividade bipolar e a falta de capacidade de julgamento podem levar a decisões inseguras. Se você acrescentar álcool ou maconha, isso cria uma situação ainda mais perigosa.

O comportamento do meu filho ficou muito mais sexual nas duas últimas semanas. É o transtorno bipolar?

O transtorno bipolar pode fazer o impulso sexual de seu filho aumentar e diminuir repentina e drasticamente. Isso pode ser perturbador, confuso ou perigoso, dependendo da situação. Se o comportamento sexual de seu filho interfere na vida familiar e escolar, você precisa pedir ajuda ao psiquiatra e ao terapeuta para estabilizar o impulso sexual dele.

Meu filho adolescente me confidenciou que é viciado em sexo. Ele pensa nisso o dia inteiro.

Ter muitos pensamentos e desejos sexuais não é incomum em adolescentes, especialmente em meninos. Contudo, se esses pensamentos sexuais estão interferindo em sua vida e ele não consegue controlá-los sozinho, peça a ele para mencionar o problema ao médico e ao terapeuta.

Uma vez por ano minha filha começa a usar perfume, maquiagem e camisetas decotadas. Então, uma semana depois ela tem um episódio maníaco. O que é isso?

O transtorno bipolar pode começar a aumentar o impulso sexual de sua filha antes do início do ciclo maníaco. Agora que você sabe o que está acontecendo, pode usar essas mudanças como um aviso antecipado de que o ciclo maníaco vai começar. Quando sua filha começar a agir dessa maneira, marque uma consulta com o psiquiatra e verifique se uma mudança temporária nos medicamentos pode bloquear a ocorrência da mania.

Encontrei material pornográfico no computador do meu filho. O que devo fazer?

Em minha opinião, as crianças não deveriam ter acesso a pornografia. Mas, se estiver na internet, elas vão encontrá-la e isso pode ser especialmente perturbador para crianças com transtorno bipolar. Sugiro que você aborde o problema com calma e bom senso. Sente-se com seu filho e diga que ver materiais pornográficos não é adequado. Diga que você prefere que ele faça alguma coisa mais produtiva com o tempo livre. Coloque o computador em um local mais público, mostre interesse pelos sites que ele visita e ajude-o a usar a internet como ela deve ser usada, para estudo e pesquisa.

Os pais têm seus próprios desafios

Antes de mais nada, seja um pai amoroso. Sua família precisa do seu amor, portanto, evite assumir o trabalho do médico, do terapeuta, do professor ou do assistente social. Alie-se a essas pessoas e assegure-se de que elas realizarão o trabalho de responsabilidade delas, para que você possa ser o melhor pai possível. Sua criança pode não lembrar o que aconteceu nesse dia ou em qualquer outro, mas ela sempre lembrará que você foi um pai amoroso e dedicado.

Você tem certeza de que não provoquei o transtorno bipolar em minha criança por não ser um bom pai?

Você pode ter certeza disso. Se você tem quaisquer arrependimentos relacionados a isso, apague-os, sendo um ótimo pai agora.

Minha esposa e eu amamos profundamente nossa criança bipolar, mas ela não parece nos amar. Sugestões?

Algumas vezes é difícil para as crianças bipolares sentir amor quando estão zangadas, deprimidas ou voltadas para si mesmas. Não esqueça que sua criança é uma criança. Ela lembrará como vocês a amam agora e, quando estiver madura, saudável e sob controle, vocês estarão lá para vê-la transbordando de amor por vocês e por toda sua família.

Sinto-me muito culpado porque às vezes acho que não gosto da minha criança. Isso é normal?

Encare os fatos. Você pode amar seus filhos e sua esposa, mas não pode gostar deles o tempo todo. Com frequência, as crianças bipolares são irritantes, exasperantes e simplesmente impossíveis. Eu lhe dou permissão para não gostar de sua criança algumas vezes. Apenas concentre-se no seu amor por ela.

Meu marido e eu nos amamos, mas nós brigamos. Devo tentar evitar isso na frente das crianças?

Vocês precisam ser vocês mesmos se quiserem que sua família seja saudável. Se vocês tentarem agir sem naturalidade, isso apenas confundirá as crianças e as fará questionar as próprias percepções. Se você está irritada ou tem problemas no relacionamento, cuide deles pelo bem de sua saúde e de seu casamento.

O transtorno bipolar da minha criança está arruinando meu relacionamento com a minha esposa. O que você sugere?

Vocês precisam buscar apoio fora da família, com amigos, vizinhos, atividades comunitárias e na prática religiosa ou espiritual. Não se isolem do resto do mundo adulto. Escolham uma noite por semana para fazerem alguma coisa divertida juntos, sem as crianças. Tragam de volta um pouco de romance para a sua vida. Se um de vocês, ou ambos, ficar cansado ou deprimido, busque ajuda profissional e façam o que for necessário para ficarem saudáveis novamente.

Você pode sugerir algumas maneiras para minha esposa e eu pararmos de brigar por causa da nossa criança?

Vocês precisam sentar em algum lugar tranquilo e chegar a um acordo. Negociem de modo que cada um de vocês consiga alguma coisa que deseja e deixem de lado as outras questões. Há anos eu ajudo pais a fazer esse tipo de negociação com sucesso, portanto, sei que isso pode ser feito.

Se vocês não conseguirem resolver as suas diferenças sozinhos, busquem ajuda. Ninguém deseja buscar orientação para casais, mas muitos estão felizes por terem feito isso.

Minha esposa está fazendo todas as coisas erradas com o nosso filho bipolar. O que posso fazer?

Você pode dar a sua opinião, convidá-la para consultar o médico e o terapeuta e se oferecer para chegar a um consenso. Depois disso, você precisa parar de interferir. Todos os pais têm o direito de criar os filhos como desejam, dentro das limitações da lei. Além disso, é bom para as crianças ver os pais se comportando honestamente como pessoas diferentes, fazendo coisas diferentes. Se seu filho aprender a se relacionar com um pai difícil, esse é um excelente treinamento para lidar com todas as outras pessoas difíceis que ele encontrará no decorrer da vida dele.

Minha esposa diz que nosso filho está doente, mas eu acho que ele é apenas preguiçoso e a está enganando. O que você acha?

Em geral, está acontecendo um pouco das duas coisas. A verdadeira questão é saber como fazer seu filho agir corretamente, independentemente do que está errado. Apenas dizer a seu filho para agir como você deseja não vai funcionar. Se a motivação ou a punição não funcionam, então mude de estratégia. Busque soluções práticas em sua mente ou neste livro e coloque-as em ação. Você não tem o direito de se queixar, a não ser que esteja fazendo alguma coisa para melhorar a situação.

Você acha que posso ter transtorno bipolar como minha criança? Estou começando a pensar nisso.

Essa é uma coisa simples de ser verificada. Com frequência, os pais têm uma versão mais branda dos problemas dos filhos que, sob estresse, vem à tona mais forte.

Sou um pai bipolar. Como posso ficar mais saudável para educar melhor meu filho?

Reserve tempo e energia para cuidar de sua saúde. Você não pode ser útil para seu filho se estiver doente, mas se cuidar de sua saúde você pode ser um exemplo para ele e para o restante da família. Diminua o estresse e faça exercícios, alimente-se bem e reserve um período de lazer para si mesmo. Se você tem problemas emocionais ou de saúde, comece a trabalhar para se tornar mais saudável. Se você possui crenças espirituais, pratique-as. Se tem amigos ou contatos na comunidade, interaja com eles. Mostre a seu filho que você sempre pode ser feliz diante das adversidades e ele se esforçará para seguir o seu exemplo pelo restante da vida.

8
Entenda como sua criança bipolar pensa

Como pais, vocês sabem que o transtorno bipolar provoca mudanças no cérebro que afetam a maneira de pensar de sua criança. Os problemas bipolares de raciocínio tornam difícil para sua criança aprender com as experiências passadas alterando o mundo dela e as pessoas que fazem parte dele. Entender como seu filho bipolar pensa possibilitará uma comunicação melhor entre vocês e uma compreensão mais clara do porquê ele age dessa maneira.

Problemas com raciocínio passo a passo, causa e efeito

A disfunção das células cerebrais bipolares torna difícil para crianças bipolares processar informações lineares, passo a passo e, consequentemente, elas têm dificuldade para compreender os fenômenos lineares de causa e efeito.

Por que meu filho bipolar desiste sempre que encontra um obstáculo?

As crianças bipolares têm dificuldade com o raciocínio passo a passo, linear, de causa e efeito. Se seu filho deparar com um problema, pode ficar paralisado e incapaz de imaginar o que fazer a seguir, porque não consegue visualizar o próximo passo. Na mente de seu filho é mais ou menos assim: "Se aquilo que eu quero não está acontecendo agora, nunca vai acontecer". Finalmente, ele se habitua a desistir.

Por que minha filha não é mais paciente?

Todas as crianças podem ser impacientes, mas nas crianças bipolares a noção insatisfatória da passagem do tempo pode fazer alguns minutos parecerem uma eternidade. Uma criança de sete anos me explicou isso desta forma: "Doutor, você não vê? *Eu não posso esperar!*".

Como sua filha não consegue visualizar o próximo passo em suas atividades, é muito difícil para ela esperar que alguma coisa aconteça. Em sua mente, se alguma coisa não está acontecendo agora, nunca vai acontecer.

Meu filho bipolar nunca é pontual. Por quê?

As crianças com transtorno bipolar têm dificuldade para enxergar o mundo como uma cadeia de eventos que causam outros eventos de maneira organizada. Sem a percepção de como o passado afeta o futuro, seu filho pode ignorar a passagem regular de eventos sequenciais ao redor dele, o que o restante das pessoas usa para saber que horas são. Como os eventos ao redor dele parecem acontecer aleatoriamente, isso dificulta a avaliação da passagem do tempo. Além disso, quando ele está fazendo alguma coisa interessante, o tempo parece voar. A incapacidade para perceber o tempo leva ao desenvolvimento de hábitos indesejáveis como atrasos. Certa vez, realizei uma pesquisa com crianças e adultos bipolares, perguntando quando eles começariam a se aprontar para um compromisso às 18 horas. A maioria respondeu "às 18 horas", sem pensar no tempo necessário para parar o que estavam fazendo, se aprontar para sair e chegar a seu destino.

Por que minha filha é tão negativa com relação ao seu futuro?

Na mente de sua filha bipolar, a mesma dificuldade com raciocínio passo a passo, causa e efeito, que torna as crianças bipolares impacientes e as faz desistir, também torna difícil para ela visualizar ou prever o que acontecerá no futuro. Se ela sentir que não é bem-sucedida, presume que a situação vai continuar assim porque é incapaz de visualizar de que maneira ela poderia se sair bem. Em sua mente é mais ou menos assim: "Se alguma coisa desagradável está acontecendo agora, ela vai continuar acontecendo para sempre".

Por que minha criança bipolar não consegue ser mais independente? Quero que ela tenha iniciativa.

O transtorno bipolar torna difícil para seu filho visualizar o passo que virá a seguir. Assim, é difícil para ele planejar, executar e terminar projetos e tarefas. Externamente, isso parece má organização e incapacidade para ter iniciativa sem a ajuda dos pais.

Você pode ajudá-lo fazendo uma programação como suporte externo para o planejamento linear. Isso poderia incluir o horário de voltar da escola para casa, fazer um lanche, começar a lição de casa, jantar, terminar a lição de casa, assistir televisão e ir para a cama. Nos finais de semana, a programação poderia determinar o horário de acordar, tomar café da manhã, fazer as tarefas e almoçar. Essa estrutura pode ajudá-lo a ficar mais organizado.

Por que meu filho bipolar não consegue aprender com as experiências passadas? Nos o castigamos, mas isso não ajuda.

A dificuldade com o raciocínio passo a passo dificulta a ligação causa e efeito. Por exemplo, lembro de uma mãe que mandou a criança para o quarto durante quatro dias consecutivos por ela ter brincado com um delicado vaso de cristal. Para a maioria das crianças, isso as ensinaria que brincar com o vaso causa punição e, no futuro, elas deixariam o vaso de cristal em paz. Mas, no quinto dia, a criança bipolar brincou novamente com o vaso e finalmente o quebrou. Quando a mãe ficou aborrecida, o único motivo que a criança conseguiu encontrar para isso foi o mau humor da mãe naquele dia. Ela não conseguiu ligar a causa (brincar com o vaso) ao efeito (a mãe ficar aborrecida e mandá-la para o quarto) para modificar o próprio comportamento.

Nesse caso, a estratégia mais fácil seria ter trancado o vaso em um local onde a criança não poderia pegá-lo, em vez de achar que ela imaginaria que não deveria tocá-lo.

Por que meu filho fica fora de casa até muito tarde? Ele sabe que vai ter problemas.

Seu filho tem dificuldade para visualizar o que o espera quando chega tarde em casa porque o transtorno bipolar causa problemas com o pensamento linear, passo a passo, com relação a causa e efeito. Ele pode pensar no que está acontecendo agora, mas é difícil para ele antecipar como será ter problemas até que isso aconteça. Além disso, pode haver um pouco de grandiosidade em ação aqui, convencendo-o de que, porque é especial, as regras não se aplicam a ele.

De que maneira o processamento de informação afeta minha criança na escola?

As deficiências das crianças bipolares no processamento de informação linear, com frequência, provocam desempenho insatisfatório nas matérias escolares que dependem muito do pensamento linear, passo a passo, como álgebra, física e química. Contudo, as habilidades criativas e verbais não dependem das aptidões de processamento de informação linear, passo a passo e, com frequência, as crianças bipolares podem brilhar nessas áreas.

O que torna a leitura tão difícil para minha criança bipolar?

Em toda frase que lemos, estamos sempre lembrando das últimas palavras lidas e imaginando quais palavras leremos a seguir. Esse elemento de causa e feito nos dá a noção de onde a história estava e para onde ela vai. As crianças bipolares, mesmo as mais velhas, podem não saber o que esperar para determinar quem, o que e o porquê da história. Sem uma boa noção de causa e efeito, a leitura não faz sentido e quando tentam lembrar os detalhes da história, não conseguem entendê-los.

Minha filha foi bem em matemática até começar a ter aulas de álgebra. Por que isso é tão difícil para as crianças bipolares?

Sua filha e muitas outras crianças bipolares têm dificuldade com o raciocínio passo a passo, linear, que é exigido em grande parte da matemática. A mecânica da álgebra, em que são usados símbolos para representar outros símbolos, como números ou equações, exige raciocínio mais linear do que a matemática mais simples, o que a torna tão difícil para crianças bipolares.

Minha filha bipolar está muito desencorajada na escola. Ela acha que não consegue fazer nada direito. Socorro!

O cérebro bipolar pode tornar difícil ou impossível ter sucesso em aulas que exigem raciocínio linear e crianças normalmente brilhantes e criativas sentem-se um fracasso. A solução para esse problema é sua filha praticar para ter sucesso nas atividades que ela consegue executar melhor. Mostre a ela atividades que envolvem animais, representação, cinematografia, líder de torcida, coro, computação gráfica, dança, ecologia, arrecadamento de fundos, musicais ou escultura. Quando sua filha tiver um histórico de sucesso consistente, será mais fácil para ela imaginar como as coisas podem mudar para melhor.

Como posso ajudar meu filho a ter uma atitude melhor e a desenvolver habilidades melhores para solucionar problemas?

Ajude seu filho a praticar a solução de problemas em atividades não lineares, adequadas aos talentos e habilidades dele. Ajude-o a adquirir experiência em qualquer hobby no qual ele demonstre interesse – seja acampar, cantar no coro, trabalhar com cerâmica, computação gráfica, participar de debates, fazer ilustração, mapas, natureza, fotografia ou outras atividades. Quando sua criança desenvolver técnicas bem-sucedidas para solucionar problemas nessas atividades, ela achará mais fácil visualizar soluções em outras atividades mais lineares.

Excesso de pensamentos

As crianças bipolares tendem a pensar demais e a levar suas suposições e conclusões muito além do que é justificado pelas informações.

Por que o mais leve problema sempre parece um desastre para meu filho bipolar?

Quando você e eu pensamos, nossos pensamentos avançam um pouco e param por falta de informação. Se o problema é: "Eu esqueci de trazer para casa a tarefa de inglês.", nós pensamos: "Então é melhor eu telefonar para alguém e consegui-la.", e o nosso processo de raciocínio para aqui.

O excesso de pensamentos modifica o cenário cognitivo. Por exemplo, se uma garota bipolar começa a pensar "Eu esqueci de trazer para casa a tarefa de inglês.", seus próximos pensamentos poderiam ser: "Então eu não vou conseguir fazer a tarefa. Mas se eu não fizer a minha tarefa, posso ser reprovada em inglês. E se eu for reprovada em inglês, não conseguirei entrar em uma boa faculdade de jornalismo. E se eu não entrar em uma boa faculdade de jornalismo, não vou conseguir realizar o meu sonho de ser jornalista. E se eu não puder ser jornalista, a minha vida não terá sentido. Portanto, qual o sentido disso tudo? De qualquer modo a minha vida está arruinada.". Nessa maneira exagerada de pensar, "Eu esqueci de trazer para casa a tarefa de inglês." significa "A minha vida não terá sentido, portanto, qual o propósito disso tudo?".

Por que minha filha bipolar não pensa nas coisas de maneira lógica?

O excesso de pensamentos sempre vence a lógica. Uma garota bipolar me disse: "Se eu mandar cem dólares para uma instituição beneficente mantida por uma estrela de cinema, então ela poderia ver isso, e poderia me telefonar e quando falar comigo ela vai gostar de mim, e quando gostar de mim ela vai querer me ajudar, com a ajuda dela, eu serei uma estrela de cinema como ela.". Aos seus olhos, o final dessa história não tem nada a ver com o início dela. Mas para a garota bipolar parecia que, se ela mandasse muito dinheiro, poderia começar a procurar um vestido para usar na entrega do Oscar.

Pensamentos intrusivos

A atenção das crianças bipolares é facilmente atraída por quaisquer pensamentos ou estímulos fortes. Se sua criança está tentando solucionar um problema de matemática, um ruído alto pode invadir a mente dela e eliminar todos os pensamentos sobre matemática. Então ela precisa começar tudo de novo. Se ela está feliz, um pensamento infeliz pode entrar na mente dela e eliminar o pensamento feliz, deixando-a subitamente chorosa. Os pensamentos indesejáveis podem ficar repetidamente bombardeando a mente de sua criança, como um disco quebrado. Esses pensamentos repetitivos que as crianças não conseguem afastar da mente são chamados de pensamentos intrusivos.

O que faz meu filho bipolar ter problemas de atenção e dificuldade de raciocínio?

As células cerebrais disfuncionais de seu filho afetam o processo de pensamento. O transtorno bipolar torna difícil para ele guardar os pensamentos na mente e mantê-los lá. Ao mesmo tempo, é difícil para ele manter pensamentos indesejáveis fora da mente. Isso significa que qualquer pensamento ou emoção forte, irrelevante e perturbador, pode entrar na sua mente e expulsar o pensamento que está lá. Por exemplo, na escola, pensamentos perturbadores expulsarão aulas e leituras tão rapidamente que elas não terão nem mesmo chance de serem registradas na memória de seu filho. Mais tarde, quando ele buscar na memória essa informação para fazer a lição de casa ou fazer uma prova, ela não estará lá. Essa falha da memória também explica as vezes em que ele perde compromissos, prazos e datas de provas e porque seus livros, itens pessoais e tarefas escolares ficam fora do lugar, perdendo-se.

Como ele não consegue manter os pensamentos na mente, é difícil para seu filho se concentrar, acompanhar conversas e ser objetivo, e ele pode tender a fazer comentários e interromper os outros enquanto eles estão falando. Como ele não consegue lembrar as experiências e suas consequências, ele terá dificuldade para lembrar o que aprendeu, para aprender com eventos passados e para enxergar o processo de causa e efeito na sua vida.

O que provoca pensamentos intrusivos nos meus gêmeos bipolares?

Esse problema resulta de uma falha do "portão mental" que mantém pensamentos importantes dentro da mente e pensamentos indesejáveis fora da mente. Os medicamentos podem ajudar a eliminar pensamentos intrusivos, fazendo cada um dos "portões mentais" do seu filho funcionar como deve.

Por que minha filha bipolar fica presa em determinadas ideias e atividades?

Algumas vezes, fortes pensamentos perturbadores entram na mente de sua filha, prendem a atenção dela e ficam lá, resultando em pensamento obsessivo, padrões de comportamento repetitivo e dificuldade para modificar maus hábitos. Sua filha torna-se vulnerável a emoções intensas, que podem surgir inesperadamente na mente dela e permanecer lá até serem subitamente eliminadas por outra distração.

Minha filha depressiva bipolar sempre pensa o pior a respeito de si mesma e de tudo ao seu redor. Onde ela obteve essa autoimagem ruim?

Essa situação pode ser causada por pensamentos intrusivos, não por uma autoimagem aprendida. Quando sua filha está deprimida, ela não consegue controlar os pensamentos que entram na mente dela. Aos poucos, os pensamentos negativos mais terríveis tomam conta da consciência dela, porque são tão fortes que conseguem expulsar os outros pensamentos, mais alegres. Esses são os pensamentos intrusivos. Quando sua filha tenta prestar atenção na aula, os pensamentos intrusivos estão lá, distraindo-a e humilhando-a. Quando tenta dormir, ela é torturada por pensamentos negativos repetitivos. A solução é pedir ao seu psiquiatra para ajustar os medicamentos para diminuir os pensamentos intrusivos, assim essa situação deve melhorar.

Grandiosidade

A grandiosidade é a crença de que você é alguém muito especial sem nenhuma evidência disso. Crianças com sentimento de grandeza acreditam que as regras não se aplicam a elas, que elas podem ser qualquer coisa que desejam, que podem fazer qualquer coisa que queiram e que seu bem-estar e comodidade vêm antes dos de qualquer pessoa. As crianças com sentimento de grandeza pensam que são mais poderosas, mais talentosas e mais merecedoras de atenção do que qualquer um.

Como uma criança bipolar descreveu: "Tudo se trata de *Miiiim*!".

Quais exemplos simples de grandiosidade eu poderia ver na minha filha?

Sempre precisar estar certa, monopolizar a conversa, passar na frente dos outros na fila, magoar os sentimentos dos outros, acelerar, enganar, mentir e furtar são mensagens de que sua criança pensa que ela é melhor do que os outros e não precisa explicar seus atos diante das regras gerais da sociedade.

Minha filha bipolar passa tanto tempo ajudando os amigos com a lição de casa que não consegue fazer a sua. Então eles conseguem boas notas e ela, notas baixas. Por quê?

Além de ter o desejo genuíno de ajudar os outros, mostrar que você sabe mais do que seus amigos proporciona fortalecimento do ego, que satisfaz uma percepção grandiosa de si mesmo. Infelizmente, acentuar uma visão grandiosa de si mesma não ajuda sua filha a ir bem na escola, desenvolver seus talentos criativos, aprender como ter relacionamentos maduros ou fazer planos para o futuro. Mostre a ela que, em troca de parecer inteligente para os amigos, ela está se privando daquilo de que precisa para ter sucesso. Ela pode ajudar os amigos *depois* de terminar a tarefa escolar, se tiver tempo e disposição.

Minha criança maníaca bipolar sempre quer o melhor de tudo. O que ela está pensando?

Novamente, isso é grandiosidade. Se você acha que é melhor do que qualquer um, faz sentido você ter apenas o melhor, não importando o que isso custe para os outros. Essa grandiosidade é uma parte dos gastos impulsivos, da exigência de presentes que os pais recusam e do desejo de possuir tudo que a atrai. Não fique surpresa se sua filha ficar indignada e zangada quando você lhe disser que ela não pode ter tudo o que deseja, na hora que deseja.

Minha mãe me apanhou furtando em uma loja e está fazendo um estardalhaço. Ela não sabe que eu faço isso o tempo todo. Sinto-me realmente culpada por isso, mas não consigo evitar.

O furto de coisas em lojas geralmente é estimulado pela raiva, vergonha e grandiosidade. Se você está zangada, pode furtar pequenos itens para mostrar seu desdém pelo mundo em geral. Quando você se sente culpada, pode furtar abertamente em uma tentativa relutante de ser punida pelos seus defeitos. De qualquer forma que isso aconteça, a grandiosidade desempenha um papel para fazê-la sentir que pode fazer as coisas que todas as outras pessoas estão proibidas de fazer. Se você não consegue esclarecer isso sozinha, peça a ajuda dos seus pais, do terapeuta ou do médico.

Meu filho bipolar diz que não consegue fazer a lição de casa porque é muito perfeccionista. Como isso pode ser verdade?

Após adiar projetos até o último minuto, imaginando como seu trabalho será maravilhoso e fazendo uma grande produção dessa tarefa, seu filho pode perceber que o produto final será constrangedor. Devido aos efeitos do transtorno bipolar, ele pode ter dificuldade para terminar projetos e o perfeccionismo é uma forma de racionalizar isso.

UM EXEMPLO DE GRANDIOSIDADE

A grandiosidade pode ser muito sutil e generalizada. Por exemplo, os pais de um dos meus pacientes disseram à filha que comprariam um vestido caro para ela se tivesse notas boas e não se metesse em confusão. Eles esperavam que o comportamento dela melhorasse se ela tivesse um objetivo concreto para focalizar. Embora ela continuasse tendo notas ruins e quebrando as regras, ela tinha certeza de que ganharia o vestido de qualquer modo. Ela persistiu nessa crença, mesmo quando os pais e eu lhe dissemos francamente que ela não ganharia o vestido porque não cumprira sua parte do acordo. Sua resposta foi: "Eles *precisam* me dar o vestido. Eles *precisam*". Essa resposta parece ilógica para as pessoas sem transtorno bipolar, mas parecia perfeitamente razoável para ela. Na sua mente, ela era especial e podia quebrar as regras, sem consequências.

Esse exemplo parece menos comum quando você percebe que essa garota também estava pensando que podia ser reprovada no ensino secundário

> e ainda se formar, que podia dirigir perfeitamente bem estando bêbada, que era certo mentir para se livrar de confusão, que podia viver o resto da vida vivendo à custa da família, e que podia magoar e alienar a família e os amigos, sem culpa. Ela acreditava que, por ser especial, não teria de enfrentar as consequências negativas de seus atos.

Limites interpessoais fracos

Os limites interpessoais se referem à fronteira imaginária em que uma pessoa acaba e outra começa. Quando os limites interpessoais são fortes, as crianças têm uma boa ideia de quem elas são e de como são diferentes dos outros. Contudo, se uma criança bipolar tem limites fracos, pode ser difícil saber em que ponto ela acaba e outras pessoas começam.

O que os limites interpessoais têm a ver com meu filho bipolar?

Os indivíduos com transtorno bipolar, com frequência, têm limites interpessoais fracos, de modo que se eles veem uma pessoa triste, eles ficam tristes, ou se ouvem falar de alguém com dor, eles sentem a dor como se estivesse acontecendo com eles. Os limites fracos podem tornar seu filho muito vulnerável às emoções de outras pessoas e muito dependente dos pensamentos e opiniões delas.

Por que minha filha ainda está chorando pela tragédia que aconteceu há semanas em outro país?

O transtorno bipolar pode tornar os limites interpessoais de sua filha tão fracos que a dor e a infelicidade que acontecem com outras pessoas parecem estar acontecendo com ela. Sua filha não consegue manter a sensação da dor de outras pessoas fora da mente, mesmo que ela seja irrelevante para a vida dela.

Por que minha filha se preocupa tanto com o que as pessoas pensam?

Pode parecer estranho, mas quando sua filha tem limites fracos, é difícil para ela saber a diferença entre os pensamentos dela e os das outras pessoas. Para ela, pode parecer necessário pedir a opinião dos outros para ver como *ela* se sente com relação a si mesma. Estimule-a a ser independente e a confiar na própria opinião a respeito de si mesma.

Por que meu filho bipolar se preocupa tanto com o fato de as pessoas gostarem ou não dele?

Todas as crianças começam a vida com limites interpessoais fracos, imaturos, incapazes de distinguir os próprios pensamentos e sentimentos daqueles de sua mãe. As crianças pequenas observam as reações da mãe para ver se estão fazendo a coisa certa. Quando as crianças crescem, seus limites interpessoais, em geral, ficam mais fortes, e as crianças maiores desenvolvem a própria identidade, única e separada dos outros. Elas aprendem a olhar para si mesmas para saber se estão ou não fazendo a coisa certa. Contudo, muitas crianças bipolares nunca abandonam esses limites fracos imaturos. Elas têm dificuldade para ver a si mesmas como indivíduos únicos, separados, e continuam com o hábito infantil de observar as reações dos outros para ver se estão fazendo a coisa certa. Essa preocupação excessiva com relação ao que os outros pensam pode se tornar extrema ou obsessiva e afetar a habilidade de seu filho para tomar boas decisões.

Por exemplo, certo dia me sentei com uma jovem bipolar que não ia bem em matemática. Sugeri lições de casa e anotações, me ofereci para ajudá-la a encontrar um professor particular e tentei encorajá-la a estudar mais, mas ela não ficou impressionada. "Eu sei que vou tirar uma boa nota em matemática", ela me disse, "porque tenho certeza de que o professor gosta de mim". Foi difícil para ela compreender que as notas de matemática dependem das notas em questionários e provas e não do fato de o professor gostar ou não dela.

ALGUMAS COISAS QUE A SUA CRIANÇA BIPOLAR PODE TER DIFICULDADE PARA ENTENDER

1. A mudança demora. Não presuma que você nunca conseguirá aquilo que deseja apenas porque não o tem agora. Seja paciente.
2. Os eventos são governados pela causa e pelo efeito. Olhe para o que aconteceu no passado para prever o que acontecerá a você agora.
3. Não pense demais nos eventos em sua vida nem tente prever o futuro. Tire suas melhores conclusões e então pare.
4. Só porque você está com pensamentos tristes não significa que precisa ficar triste.
5. Você sempre terá decepções e terá de fazer coisas que não quer fazer, como todas as outras pessoas.

9
Como ajudar sua criança bipolar a ter sucesso na escola

Atualmente, os programas de ensino não se baseiam nas forças das crianças bipolares, e a maioria das escolas exige que as crianças bipolares façam coisas que elas não conseguem fazer bem. Infelizmente, o ensino fundamental e o ensino médio ainda focalizam principalmente as matérias que exigem muito raciocínio linear, passo a passo, como álgebra, física, química, línguas estrangeiras e ortografia. Conforme explicado no capítulo 8, as mudanças cerebrais causadas pelo transtorno bipolar podem tornar essas aulas uma barreira para as crianças bipolares.

Por outro lado, o cérebro das crianças bipolares, com frequência, está mais bem preparado para lidar com assuntos como arte, história da arte, canto, cinematografia, computação gráfica, escrita criativa, desenho, teatro, música, política, fotografia, oratória e produção de teatro. Essas áreas podem formar a base do desempenho universitário e de futuras carreiras bem-sucedidas para as crianças bipolares, que precisam de estímulo e educação nessas matérias, a fim de prepará-las para uma vida bem-sucedida. Em minha opinião, as escolas deveriam permitir que as crianças bipolares se especializassem em áreas em que podem sobressair.

Qual a coisa mais importante que posso fazer para ajudar meu filho bipolar a se sair melhor na escola?

A coisa mais importante é verificar se o tratamento médico e a psicoterapia estão otimizados e se ele apresenta o mínimo possível de sintomas bipolares. Mais de 70% dos indivíduos com transtorno bipolar não tratado têm problemas na escola ou no trabalho. Após receber o tratamento adequado, esse número diminui significativamente.

Por que meu filho se mete em confusão na escola e o que fazer para evitar isso?

Mesmo antes de o transtorno bipolar começar a ser tratado, seu filho começou a desenvolver hábitos para tentar lidar com os sintomas bipolares. Isso pode incluir tentar ignorar os problemas, usar humor ou irritação para se defender de tarefas que parecem muito difíceis, mentir ou usar a raiva para conseguir o que ele deseja. Seu filho não pode começar a suprimir esses hábitos até que suas células cerebrais disfuncionais funcionem adequadamente; portanto, primeiro, providencie os medicamentos e a terapia para seu filho.

Os professores e o orientador da escola disseram que meu filho não tem transtorno bipolar. Eles afirmam que seu problema é baixa autoestima, uma atitude ruim, habilidades sociais insatisfatórias e problemas comportamentais. Eles sugerem que é nossa culpa e querem que interrompamos os medicamentos. Você tem sugestões?

Talvez não tenha ocorrido ao corpo docente da escola que baixa autoestima, atitude ruim, habilidades sociais insatisfatórias e irritabilidade podem ser *sintomas* do transtorno bipolar. Não interrompa os medicamentos de sua criança; essa é uma decisão a ser tomada por você e pelo seu psiquiatra. Quando os medicamentos e a terapia de seu filho forem otimizados e o estresse estiver sob controle, o corpo docente provavelmente verá melhoras em todas essas áreas. Também pode ser útil se você lhes der algo para ler sobre o transtorno bipolar, para que eles possam compreendê-lo melhor.

Ajude sua criança com a lição de casa e com os estudos

Fazer a lição de casa é um dos maiores problemas das crianças bipolares. O transtorno bipolar torna difícil começar projetos e crianças bipolares podem passar horas se preparando ou perdendo tempo antes de começar a fazer a lição de casa. Se elas esperarem até muito tarde da noite, podem acabar trabalhando a noite toda e perdendo as horas de sono que são tão essenciais para sua saúde. Por esse motivo, recomendo que a lição de casa seja programada para começar e terminar no mesmo horário, todos os dias. Se sua criança terminar a tarefa antes da hora, sempre pode ser feita uma revisão ou uma tarefa extra. Quando sua criança se acostumar a dedicar um horário específico todos os dias para a lição de casa, será mais fácil acompanhar as aulas e ficar preparada para questionários e provas.

O que meu filho precisa fazer para tirar boas notas?

A prescrição para boas notas é fazer a lição de casa, ler todas as noites, fazer perguntas ao professor na classe e estudar antes das provas. As crianças mais velhas devem estudar pelo menos quatro horas antes de cada prova.

Professores particulares podem ajudar?

Se você puder encontrar um professor particular que possa trabalhar efetivamente com sua criança bipolar, agarre depressa essa pessoa antes que alguém o faça. Muitos professores particulares sabem o que funciona para motivar as crianças e podem ser capazes de obter o melhor de sua criança.

Ouvi dizer que a escola faria adaptações especiais para minha filha bipolar. Isso é verdade?

Muitas crianças que eu trato recebem ajuda especial da escola na forma de adaptações especiais. Sua filha pode ter a oportunidade de fazer provas sem tempo determinado para acabar, o direito de sentar nas carteiras da frente na classe e o de fazer provas em um ambiente tranquilo, sem distrações. Outros tipos de adaptações também são possíveis, dependendo da escola e da comunidade. Você pode pedir ajuda ao diretor, ao orientador, ao professor particular ou ao médico. O psiquiatra de sua filha pode simplesmente escrever uma nota solicitando e justificando adaptações específicas baseadas no diagnóstico bipolar dela.

O que você sugere para minha filha? Ela diz que não consegue entender as tarefas dadas pelo professor.

Diga a ela para sentar na frente, observar a boca do professor quando ele estiver dando as tarefas, anotá-las, e então pedir ao professor para verificar se o que ela escreveu está correto.

Meu filho se esquece de trazer as tarefas e os livros para casa. Nós precisamos de uma solução.

Pergunte aos professores de seu filho se eles podem colocar as tarefas de cada dia na página da internet da escola. Essa já é uma prática comum em muitas escolas. Se seu filho se esquece de trazer para casa os livros certos, compre uma mochila maior para que ele possa carregar todos os livros com ele o tempo todo.

Meu filho diz que está tão cansado e sobrecarregado depois da escola que não consegue carregar um livro.

A depressão bipolar provoca uma fadiga pesada, tipo "cano de chumbo", que se sobrepõe à baixa motivação e faz tudo parecer uma obrigação. Se seu filho volta tarde da escola, pratica esportes ou não começa a lição de casa até depois do jantar, o esforço necessário para fazer a lição de casa pode ser intolerável. É por isso que recomendo que todas as crianças bipolares comecem a lição de casa assim que cheguem da escola, fazendo uma revisão com os pais antes de iniciar outras atividades.

Por que meu filho bipolar fica tão excitado com as provas? Desse modo, ele não consegue estudar e tira notas baixas.

A ameaça iminente das provas provoca o estresse, que pode estimular a ansiedade e o pânico. Consequentemente, o pânico pode se tornar uma resposta habitual para demonstrar ansiedade. Contudo, se seu filho acompanhou a aula e estudou todos os dias, revendo o material, provavelmente ele será capaz de se sair bem nas provas e se sentir menos estressado.

De que outra maneira posso ajudar meu filho a obter as notas que ele é capaz de conseguir?

É aqui que um pouco de habilidade de negociação surte efeito. Crianças bipolares precisam de um alvo tangível para atirar. Se seu filho tem algum sonho relacionado à carreira, à escola ou ao futuro e que será inatingível sem boas notas na escola, você pode mostrar isso para ele. Certa vez, motivei uma brilhante garota bipolar que melhorou seu desempenho escolar quando descobriu as notas que precisaria tirar para frequentar o curso de fotografia.

Se isso falhar, descubra de que seu filho gosta e lhe ofereça isso, se ele tirar uma determinada média geral das notas. Pode ser uma pequena viagem, um instrumento musical, um computador ou equipamentos esportivos, que do contrário ele não ganharia. Dê a ele números específicos, como uma média de 3.1 ou cinco A e dois B. As crianças bipolares podem compreender melhor trabalhando em seu próprio interesse do que se permanecerem focalizadas em algum objetivo abstrato, como ser um bom aluno. Então, ofereça uma recompensa adicional para se sair melhor já no próximo semestre.

Sinto-me hipócrita quando digo ao meu filho para estudar, pois eu nunca estudei no ensino médio. O ensino médio deve ser divertido.

Se você olhar o mundo moderno, verá que tudo é mais difícil do que quando você estava na escola e há muito mais para se aprender. Se seu filho bipolar não for capaz de chegar ao final do ensino médio com boas notas, então ele será eliminado das melhores faculdades e empregos, não somente porque ele não tem as notas, mas também porque nunca aprendeu a disciplina e o autossacrifício necessários para ter sucesso no mundo real. A competição é feroz lá fora e seu filho bipolar está começando em desvantagem. Ele não pode fazer corpo mole e você não pode permitir isso.

O que diz sua experiência sobre usar orientadores da escola como psicoterapeutas para crianças bipolares?

Tudo depende do orientador. Alguns terapeutas são ótimos e outros não são tão bons. Você terá de verificar o conhecimento e a experiência do orientador da escola com o transtorno bipolar e tomar sua decisão. Em geral, o atendimento é gratuito.

Dicas de estudo e de hábitos

As crianças bipolares precisam de todas as estratégias e truques possíveis para ajudar a lhes dar uma vantagem no trabalho escolar.

Meu filho realmente precisa de uma escrivaninha para estudar e fazer a lição de casa?

Sim. Sua criança precisa de um lugar onde possa colocar os livros e cadernos, sem atravancar tudo ou ser perturbada pelos outros. O local de estudo deve ter boa iluminação e ser livre de distrações como televisão, rádio, telefone ou videogames. A escrivaninha não precisa ser muito enfeitada; existem escrivaninhas de madeira sem acabamento ou de resina muito baratas e elas servem muito bem.

Qual a única condição para minha filha não ter uma escrivaninha particular?

Sua filha não deve ter uma escrivaninha particular se não consegue fazer a lição sozinha. Se sua filha bipolar precisa de supervisão para estudar, a mesa da cozinha ou da sala de jantar podem proporcionar visibilidade suficiente para que você ou outro membro da família possam fazê-la voltar a prestar atenção no que está fazendo quando ela se distrair. Conheço uma família cuja filha bipolar faz a lição de casa em uma mesa bastante visível no escritório do pai. Com tantas pessoas em volta, é difícil ela parar de trabalhar e começar a andar por ali.

Você tem sugestões para minha filha se tornar organizada, lembrar as tarefas e estudar para as provas?

Pequenos cartões proporcionam uma maneira concreta, não linear, de organizar informações e são adequados para crianças bipolares com intervalos de atenção curtos. Comece fazendo sua filha anotar as tarefas em um cartão e risque as que já foram feitas. Quando um cartão ficar cheio, comece outro. Dessa forma, nada é negligenciado. Quando ela estiver estudando para uma prova, faça-a anotar lembretes curtos de conceitos e palavras que ela precisa aprender em cartões separados. Então, faça-a percorrer cada cartão com você, explicando de memória cada um dos conceitos e palavras. Se ela não conseguir explicar algum deles, faça-a voltar ao livro e às suas anotações até a matéria ficar clara e ela conseguir explicá-la de cor.

Quantas anotações devo fazer durante a aula? Se eu escrever demais não consigo acompanhar o professor e algumas vezes não consigo nem entender as minhas anotações mais tarde.

Fazer anotações é um problema constante. Se você tem algum sistema que funciona, continue com ele. Se não tem, considere este: você não pode anotar tudo. Sua tarefa é verificar o material para encontrar os fatos e relacionamentos importantes. Sugiro que você olhe a sala de aula como uma fonte de material para as provas. Tente anotar aquilo que você acha que fará parte dos questionários e exames. Esse exercício a forçará a pensar no significado e na organização daquilo que você está aprendendo. Então, quando estiver estudando, você focalizará a parte principal do assunto e evitará distrações.

Meu filho diz que seu amigo ouve música com fones de ouvido enquanto estuda. Isso não distrai *mais*?

Na verdade, algumas crianças bipolares estudam melhor ouvindo música porque isso as ajuda a bloquear outros estímulos perturbadores. Vale a pena tentar e ver se sua criança estuda melhor dessa maneira.

Qual a maior dificuldade que os alunos bipolares como eu encontram para trabalhar com composições e redações?

Não há dúvida de que esperar até o último minuto prejudicará os seus melhores esforços para escrever. Se você puder seguir sua programação e trabalhar nos seus projetos alguns minutos todos os dias, você diminuirá o nível de estresse e deverá conseguir notas melhores. Fale com seus pais sobre seus prazos e ajude-os a encorajá-lo a fazer o trabalho necessário antes da data final.

10
Adolescentes falam sobre transtorno bipolar

O transtorno bipolar apresenta desafios únicos para os adolescentes. As dificuldades com falta de concentração, fadiga, mudanças de humor, depressão ou problemas de sono podem fazer tudo parecer mais difícil. Além disso, o transtorno bipolar na adolescência tem seu próprio conjunto de dúvidas e problemas para serem resolvidos.

Como você pode ter certeza de que eu tenho transtorno bipolar? Eu não quero fazer tratamento se não precisar.

A melhor maneira de ter certeza é rever os critérios de diagnóstico no capítulo 2 e decidir o quanto esses sintomas estão interferindo no seu desempenho escolar e nos seus relacionamentos com a família e com outros adolescentes. Por outro lado, se você começou o tratamento e ele o está ajudando nessas e em outras áreas de sua vida, esse é um forte argumento para continuar o tratamento bipolar. Lembre que o tratamento médico não diz respeito a orgulho, princípio ou opinião sobre você mesmo; ele consiste em ajudá-lo a fazer o melhor e a conseguir aquilo que você deseja na vida.

Não gosto quando meu terapeuta fica me lembrando o tempo todo que tenho transtorno bipolar. Prefiro esquecer isso.

Quando você tenta esquecer que tem um problema, está evitando a verdade e criando uma fantasia de que as coisas são diferentes do que realmente são. Infelizmente, a evitação e a fantasia são dois dos principais obstáculos que impedem que adolescentes com transtorno bipolar sejam bem-sucedidos. Não deixe seu ego tirar o melhor de você. Aceite o fato de que você não é perfeito e, como todas as pessoas que você conhece, tem alguns problemas nos quais precisa trabalhar.

Não gosto da ideia de tomar medicamentos. Eles não são pouco naturais?

O propósito de usar medicamentos é ajudar você a voltar ao seu estado mais natural, a maneira como você seria se nunca tivesse desenvolvido o transtorno bipolar. Sem medicamentos, seu transtorno bipolar o força a pensar, sentir e agir de maneiras que não são naturais em você. Os estabilizadores do humor podem ajudá-lo a se tornar você mesmo.

Por que meu médico não me dá um medicamento para ansiedade? Meu amigo tentou Valium e Xanax e disse que eles o fizeram se sentir melhor.

Sedativos como Valium e Xanax são melhores para transtornos de ansiedade pura. Eles viciam, mudam os padrões naturais de sono, estimulam a irritabilidade e interferem no aprendizado. Os estabilizadores do humor são usados para tratar a ansiedade no transtorno bipolar e não têm nenhum desses efeitos colaterais indesejáveis.

Por que me sinto sonolento o dia inteiro? Todos na escola riem de mim porque eu adormeço.

A sonolência durante o dia, a incapacidade para levantar pela manhã e a fadiga são diretamente causadas pela depressão bipolar. Seu corpo adolescente perde a noção do tempo e tenta fazê-lo dormir durante o dia e ficar acordado à noite. Para combater esse problema, comece indo mais cedo para a cama. Vá para a cama e acorde todos os dias no mesmo horário. Isso ajudará seu corpo a aprender quando é hora de dormir e quando é hora de acordar. Se você achar que precisa de mais ajuda para dormir, peça ao seu médico para reforçar seu(s) medicamento(s) estabilizador(es) do humor. Assim, o centro do problema será tratado, diferente dos comprimidos para dormir que apenas o nocauteiam.

Como meu médico pode reforçar meus medicamentos bipolares?

Seu médico pode aumentar a dose do estabilizador de humor que você está tomando atualmente, acrescentar uma dose baixa de outro estabilizador do humor ou acrescentar outro tipo de medicamento. As duas primeiras opções são melhores, porque os estabilizadores do humor são os principais medicamentos que podem ajudar a fazê-lo voltar ao seu estado mais natural.

Eu me torturo com pensamentos o dia inteiro na escola. O que pode manter os pensamentos ruins fora da minha cabeça?

Os pensamentos perturbadores podem tornar infeliz a vida de um adolescente, e o que os estabilizadores do humor fazem melhor é reduzir os pensamentos intrusivos e indesejáveis. Eles melhoram sua habilidade para manter pensamentos bons *na* sua mente consciente e os pensamentos perturbadores *fora* dela, permitindo que você continue sua vida.

Qual estabilizador do humor é melhor para o meu problema de peso?

Atualmente, parece que lamotrigina e carbamazepina têm o menor potencial para ganho de peso, sal de lítio está no meio e valproato demonstra o maior potencial para ganho de peso. Topiramato ajuda muitos adolescentes a perder peso, mas não é o melhor tratamento para o transtorno bipolar.

Posso beber suco de *grapefruit*? Outras garotas estão perdendo peso com a "dieta do *grapefruit*".

Comer *grapefruit* ou tomar suco de *grapefruit* pode diminuir os níveis de seus medicamentos estabilizadores do humor no sangue, aumentando as enzimas digestivas. Isso pode fazer parecer que seus sintomas bipolares estão piorando quando, na verdade, é apenas o *grapefruit* impedindo o medicamento de chegar a seu corpo. Afaste-se do *grapefruit* e coma maçãs, abricós, uvas, peras, ameixas e outras frutas. Fale com seu médico para obter mais informações sobre alimentos.

Ouvi no noticiário que os antidepressivos tornam os adolescentes deprimidos e suicidas. Isso é verdade?

Os antidepressivos podem tornar os adolescentes *com transtorno bipolar* deprimidos e suicidas. É por isso que os médicos nunca devem dar antidepressivos a qualquer pessoa que tenha transtorno bipolar.

Todo adolescente que conheço pensou em suicídio uma ou outra vez. Como saber se os meus pensamentos suicidas são ou não um problema sério?

Eis algumas perguntas para ajudá-lo a compreender a seriedade de seus pensamentos:

- Você tem pensamentos vagos sobre morte,
  OU tem em mente um plano específico para se matar?
- Você pensa em suicídio de vez em quando,
  OU muitas vezes por dia?
- Você está tomando seu medicamento bipolar regularmente,
  OU diminuiu ou interrompeu a dose?
- Você está usando o apoio de amigos, parentes, psiquiatra e terapeuta,
  OU está tentando lidar sozinho com os problemas bipolares?
- Você tem pessoas queridas que ficariam inconsoláveis com sua morte,
  OU está pensando principalmente em você nesse momento?
- Seu julgamento é bom e seus pensamentos claros,
  OU você está usando álcool ou outras drogas que podem nublar seu julgamento?
- Você é uma pessoa espiritualizada que acredita que é errado suicidar-se,
  OU você não liga muito para coisas espirituais?

Se você confirma qualquer uma das respostas que começam com "OU", discuta-as com o psiquiatra e com o terapeuta.

Família, escola e internet

Como adolescente, você enfrenta desafios em casa, na escola e na vida pessoal. Com um pouco de ajuda, você pode evitar que o transtorno bipolar interfira em seu sucesso nessas áreas importantes.

O que posso dizer aos meus pais depois de ficar zangado e dizer que eu os odeio?

Tudo o que você pode fazer é pedir desculpas e dizer a seus pais que você os ama. Se esses episódios de raiva estão interferindo em sua vida, diga a seu médico e ao terapeuta que você quer fazê-los parar.

Minha avó tinha depressão recorrente. Isso poderia ter sido transtorno bipolar não diagnosticado?

Alguns médicos acham que a depressão que recorre todos os anos na mesma época é realmente depressão bipolar. Como a depressão bipolar ocorre em famílias, certamente é possível que sua avó seja bipolar.

Meu pai é tão irracional. Eu não sei se consigo aguentar mais. Socorro!

É comum haver algum atrito entre adolescentes e pais. Os pais não estão preparados para as mudanças que acompanham sua maturidade física e mental, e o transtorno bipolar pode tornar as coisas mais difíceis, diminuindo sua paciência e aumentando sua irritabilidade. Contudo, por mais irracionais que sejam seus pais, você ainda precisa lidar com eles, e eles continuarão controlando sua vida até você ter dezoito anos. Por outro lado, você também encontrará outras pessoas muito irracionais durante a vida e também terá de lidar com elas. Tente usar esse tempo para aumentar suas melhores habilidades para negociar, desenvolver acordos, aceitar características irritantes de personalidade, tirando o melhor proveito da situação. Isso será muito útil para o restante de sua vida.

Por que meus pais me dão tarefas como limpar o quintal e fazer trabalhos domésticos? Os outros garotos não precisam fazer essas coisas e têm sua liberdade.

Toda família é diferente naquilo que exige das suas crianças. Elas dão tarefas; determinam expectativas com relação a escola, esportes ou atividades familiares; ou não têm nenhuma expectativa. Cada um tem um conjunto diferente de atividades na adolescência, assim como terão diferentes oportunidades mais tarde na vida. O transtorno bipolar pode fazer parecer que as tarefas vão demorar uma eternidade, mas elas não demoram. Se você se concentrar em aumentar a sua eficiência, evitando distrações e procrastinação, você terminará suas tarefas o mais rápido possível e ainda poderá ter um pouco de tempo livre.

Minha irmã mais nova é mais esperta do que eu e aproveita todas as oportunidades para me deixar envergonhado diante dos meus pais e dos meus amigos. Por que ela está fazendo isso comigo?

Algumas vezes, as crianças bipolares precisam de mais atenção e os pais passam muito tempo levando-as a médicos, terapeutas e assim por diante. Os irmãos podem ficar com ciúme dessa atenção extra e achar que precisam tentar ganhar a atenção e a aprovação dos pais. Ela também pode respeitar você e fazer o melhor para parecer bem na sua frente. Tenho certeza de que você não gosta das tentativas de sua irmã de mostrar como ela é importante, mas isso demonstra que ela se preocupa com o que você pensa; irmãs que não ligassem para isso apenas o ignorariam.

Se você tentar dedicar um pouco mais de tempo para conhecer sua irmã e fazer mais coisas com ela, o ciúme dela pode desaparecer. Lembre-se de que, embora ela possa se sair melhor do que você na escola, isso necessariamente não significa que ela é mais esperta do que você. Se você ainda não sabe, pode descobrir que tem talentos e habilidades especiais que lhe permitem fazer coisas maravilhosas que sua irmã não consegue fazer.

Por que todos dão tanta importância à escola? Acho isso sem sentido.

Muitos adolescentes bipolares me dizem que não consideram a escola importante, mas ela é realmente muito importante para você. Para ser capaz de usar e aproveitar suas forças pessoais, talentos e habilidades na vida adulta, primeiro você precisar passar por uma série de exigências educacionais. Ao mesmo tempo, você precisa ter uma base educacional suficientemente forte para ajudá-lo na vida adulta nesse mundo competitivo.

Sou terrível em composição. Você tem sugestões para escrever redações?

Escrever composições lineares e lógicas, usando métodos passo a passo, é um grande desafio para muitos adolescentes bipolares (ver capítulo 8). Contudo, as redações podem ser construídas usando uma abordagem menos linear. Comece usando cartões para não perder de vista o tema de sua redação. A maior parte das redações baseia-se em citações e ideias de outras fontes. Procure citações sobre o assunto na internet ou na biblioteca e escreva cada uma em um cartão. Quando tiver material suficiente, espalhe os cartões no chão e coloque-os juntos em uma ordem que conte uma história. Tente deixar as citações sugerirem a própria ordem. Por exemplo, algumas ideias precisam vir em primeiro lugar e depois outras, enquanto outras não serão utilizadas. Então, com seus cartões organizados em uma pilha, leia um por um, usando cada citação como base para o ponto principal da sua redação. O resultado será bem organizado, mostrando boa utilização de recursos e provavelmente você conseguirá uma boa nota.

Por que sempre espero até o último minuto para fazer a lição de casa?

Em geral, o transtorno bipolar causa problemas com a procrastinação. Lembro-me de um adolescente bipolar que explicou isso assim:

> Eu sempre espero até o último minuto para começar qualquer coisa importante. Então, o medo da vergonha e do fracasso me pressiona tanto que eu *preciso* fazer o projeto. Eu tento e tento começar mais cedo, mas nunca consigo. Se *sou* capaz de trabalhar em um projeto, então é difícil terminá-lo. Tenho muitos projetos esperando, quase terminados, mas não consigo terminá-los a não ser que seja uma emergência.

O transtorno bipolar causa problemas para começar e terminar projetos, mas, se você trabalhar bastante na sua programação, pode treinar a si mesmo para dedicar algum tempo às suas tarefas todos os dias. Depois de ter dedicado esse tempo apenas para fazer as tarefas, será mais fácil começá-las antes, trabalhando-as até terminá-las. Você pode sair da prisão da procrastinação. Outros adolescentes fizeram isso e você também pode fazer.

Realmente não me preocupo com a escola. Divirto-me mais nos esportes.

Você não se preocupa agora, mas sua futura esposa, filhos, netos e amigos se preocuparão se você não tiver uma carreira boa, estável, quando for mais velho. A chave para conseguir o que você deseja mais tarde na vida é fazer o melhor agora. Faça exercícios para ficar saudável, mas o aprendizado deve ser a sua prioridade.

Quero usar a internet para fazer novos amigos, mas os meus pais discordam. O que você acha?

É bom ter amigos na internet e trocar e-mails com eles, desde que você *nunca* tente conhecê-los pessoalmente. Você pode usar a internet como uma forma de interagir com pessoas de outros países e de outras culturas; essa é uma grande experiência. Mas você não pode saber o suficiente sobre qualquer pessoa pela internet para ter certeza de que o contato direto será seguro. Se você não consegue obedecer a essa restrição, então não deve usar a internet para fazer novos amigos.

Há uma pessoa que se tornou muito insistente, enviando e-mails, telefonando e mandando mensagens o tempo todo. Como posso desencorajá-la?

Se alguém está tomando muito seu tempo, distraindo-o em casa ou na escola, fazendo fofocas ou sendo misteriosa e sexual de qualquer maneira, pare toda a comunicação com ela. Diga que você está encerrando o contato; então, não leia nem responda às mensagens dela. Se necessário, esteja preparado para mudar seu e-mail. Existem muitas pessoas interessantes e gratificantes no mundo para você se incomodar com encrenqueiros.

Quanto devo revelar a meu respeito na internet?

Nunca revele nada sobre si mesmo na internet. A internet é um ótimo lugar para conhecer outras pessoas, sem revelar nenhuma informação pessoal. Não fique tentado a colocar nada incitante na internet que mais tarde pode ser rastreada até você. Nunca divulgue seu verdadeiro nome, endereço, telefone ou detalhes da sua vida que qualquer pessoa possa identificar. Lembre-se de que há pessoas maldosas na web procurando uma oportunidade para aborrecer, perturbar, molestar, perseguir, roubar (especialmente informações financeiras) e causar dano pessoal e material a qualquer um que não se proteja. Você não precisa se tornar misterioso ou evasivo ou criar um alterego. Apenas guarde os detalhes particulares de sua vida para você. A privacidade está se tornando cada vez mais rara atualmente, portanto, proteja a sua sempre que puder.

Amigos e relacionamentos

A vida social é uma parte importante de um adolescente. Os relacionamentos ajudam a construir habilidades sociais e aprender a escolher amigos e ser amigo, e preparam para a vida conjugal e familiar. Infelizmente, o transtorno bipolar algumas vezes pode tornar difícil conhecer pessoas, fazer amigos e mantê-los.

Por que sou tão tímido? Nunca converso na escola e acho difícil fazer amigos.

O transtorno bipolar, particularmente a depressão bipolar, com frequência, acarreta períodos de timidez, afastamento e isolamento social. Se isso acontecer muito durante a adolescência, você talvez nunca adquira prática suficiente na socialização para se sentir à vontade com pessoas estranhas. Finalmente, evitar os outros pode tornar-se um hábito.

Realmente não gosto de conhecer pessoas. Preciso sair?

Seria bom se os amigos surgissem do chão como flores selvagens, mas amigos precisam ser cultivados. Compareça a atividades em grupo, em que você ficará perto de adolescentes conhecidos, bem como de alguns rostos novos. Quando conhecer pessoas que gostaria de ter como amigas, telefone ou mande mensagens para dizer olá. Esse esforço valerá a pena quando você encontrar outras pessoas com quem você gosta de estar.

Todos dizem "Saia e diga olá para alguém", mas não consigo conversar. Socorro!

O problema não é dizer olá. A dificuldade é saber o que dizer depois do olá. Este é o meu plano. Primeiro, pergunte ao outro adolescente no que ele está interessado. Diga: "Então, que tipo de coisas você gosta de fazer?" ou "Você está interessado em (esportes, eventos, música e assim por diante)?". Qualquer coisa que ele mencione, diga: "Fale mais sobre isso". Você não precisa saber qualquer coisa a respeito dos interesses dele; na verdade, é melhor se não souber. Apenas tente ser um bom ouvinte. É divertido conhecer outras pessoas e o que elas pensam e fazem. Se você estiver se divertindo, deixe as outras pessoas falarem para *você*. Elas vão adorá-lo por isso. Se você descobrir que não está se divertindo com essa pessoa, então caia fora. Há muitas outras pessoas para conhecer, agora que você sabe o que fazer.

O que faço se estiver com meu amigo e houver um silêncio durante a conversa?

Os silêncios são naturais e lhe dão uma oportunidade para desfrutar a companhia do seu amigo, sem distrações. Você não é um humorista ou um anfitrião de uma festa e não é seu trabalho manter a conversa. Apenas deixe a interação entre vocês ocorrer naturalmente e aproveite-a à medida que ela se desenvolve. Em todas as suas interações, apenas seja você mesmo. Se você puder se concentrar em agir naturalmente, encontrará amigos que gostam de você pela pessoa que realmente é.

Por que sempre que estou com pessoas, só penso em agradá-las?

Se você gosta de pessoas e quer que elas gostem de você, parece razoável tentar agradá-las. Contudo, os bons amigos querem estar com você porque eles gostam de quem você é, não porque você fará coisas para eles. Finalmente, agir naturalmente fará os bons amigos gostarem ainda mais de você.

Sou muito sociável, mas depois de algum tempo os meus novos amigos sempre começam a me evitar. Por quê?

Você pode ser um interlocutor loquaz e atraente, mas se não souber quando parar pode parecer intrusivo e importuno. Esse excesso de energia pode afastar outros adolescentes e fazer com que desejem evitá-lo. Se você se esforçar e for incapaz de moderar a hiperatividade, as interrupções, a voz alta, o falar demais e outros sintomas bipolares, discuta o problema com seu médico e com seu terapeuta.

Estou sempre telefonando e dando cartões e pequenos presentes para as pessoas de quem gosto, mas elas não respondem.

Pode ser que você esteja se esforçando demais. Outros adolescentes não gostarão se você parecer muito insistente e naturalmente tentarão se afastar.

Além disso, as pessoas precisam de um tempo afastadas de você para que possam avaliar o quanto elas gostam de estar com você.

Outros adolescentes me dizem que sou intenso, mas não quero ser. O que posso fazer?

As pessoas acharão que você é intenso se você falar demais. Mesmo se você estiver tenso, não é necessário transferir isso para os seus amigos. Acalme-se. Fale menos e escute mais. Anime-se e sorria. Isso deixará os outros adolescentes mais à vontade com você.

Como posso aumentar minha força de vontade para não ser tão irritável? Estou afastando os meus amigos.

A força de vontade não é uma maneira eficaz para combater a irritabilidade bipolar. Se a raiva está interferindo em sua vida, peça a seu psiquiatra para ajustar os medicamentos, para que você não fique tão zangado, e peça a seu terapeuta para iniciar uma terapia de administração da raiva. Coloque a raiva sob controle agora, antes que você perca pessoas de quem gosta.

Por que eu não consigo guardar um segredo? Sempre digo o que me vem à mente.

Os seus amigos não vão querer confiar em você se você contar os segredos deles para outros adolescentes. Infelizmente, o transtorno bipolar muitas vezes provoca um discurso impulsivo, em que as ideias em sua cabeça saem antes que você possa impedir. Uma solução temporária para esse problema é pedir a seus amigos para não lhe contar segredos. Trabalhe com esse problema de impulsividade nas sessões de terapia e pergunte a outros adolescentes em grupos de apoio como eles lidam com isso.

Devo contar aos meus amigos o que acontece em minhas sessões de psicoterapia?

Em geral, acredito que aquilo que acontece em suas sessões de terapia é só para você saber. Mesmo os melhores amigos adolescentes algumas vezes podem revelar detalhes que você deseja manter confidenciais. E a terapia pode não funcionar tão bem se você estiver planejando compartilhar com outras pessoas tudo o que acontece. Todos nós tendemos a agir como censores ou de maneira diferente quando temos uma plateia. Isso pode prejudicar a honestidade nas sessões de terapia e na sua vida. Isso também pode nublar os limites entre fato e ficção, realidade e fantasia. Trabalhei com uma garota bipolar que passava a noite no telefone com uma amiga famosa, examinando cada detalhe após nossas sessões. Essas conversas não ajudaram a terapia e podem ter atrasado o progresso dela.

Todas as pessoas sabem que tenho transtorno bipolar? Eu sempre acho que elas vão saber.

Ninguém pode adivinhar que você tem transtorno bipolar, a não ser que você revele. Outras pessoas podem notar que você está deprimido, cansado ou hiperativo, mas a maioria das pessoas não sabe o suficiente sobre transtorno bipolar para juntar as pistas.

Sempre que alguém faz perguntas a meu respeito, não consigo deixar de mentir para parecer melhor do que sou. O que está acontecendo?

Mentir na tentativa de parecer melhor diante dos outros é muito comum no transtorno bipolar e pode trazer grandes problemas se suas mentiras forem descobertas. Por que você acha que não é suficientemente interessante por si mesmo, sem enfeitar os detalhes? Os amigos potenciais querem conhecê-lo como você é, não um personagem fictício que você criou. Se você conta mentiras para parecer mais importante, conseguirá amigos que só gostam de você pelas mentiras e não por você mesmo.

Sou uma adolescente bipolar. Qual é a melhor coisa a fazer com um garoto de quem eu realmente gosto?

Uma das melhores coisas a fazer é estudar juntos. Você terminará um pouco do trabalho escolar e esse é um bom teste para um potencial relacionamento importante. Se você consegue estudar junto com um garoto durante uma hora, sem que ele seja aborrecido, perturbador ou imaturo, vocês poderiam formar um bom par.

Todos meus amigos dizem que esse garoto me trata mal, mas não consigo tirá-lo da minha mente. Socorro!

Quando você fantasia a respeito de uma pessoa, é difícil deixá-la de lado e verificar se ela a está tratando mal. É difícil se desfazer de uma pessoa tão perfeita em sua imaginação, e parece que você vai perder uma parte de si mesma se vocês se separarem. Olhe para si mesma para encontrar a pessoa forte, autossuficiente que não precisa depender de um amigo criado em sua fantasia. Quando você for capaz de pensar além dessa fantasia, pode recuperar seus pensamentos.

Como posso parar de me preocupar com minha namorada? Sempre penso que ela está ficando com outros garotos. O transtorno bipolar está relacionado ao ciúme patológico?

Todo adolescente sente ciúme de vez em quando. Entretanto, se os pensamentos de ciúme forem muito sérios, podem atrapalhar sua vida, dificultando a concentração nos trabalhos escolares, bem como o sono, sem falar na destruição dos seus relacionamentos com os outros. Veja se você consegue tirar essa pessoa da mente por algum tempo. Você talvez tenha de se afastar do relacionamento se ele estiver causando problemas. Se você não conseguir evitar os pensamentos, então peça a seu psiquiatra para ajustar os medicamentos a fim de ajudá-lo a reduzir os pensamentos intrusivos.

Sou caloura e um veterano está tentando sair comigo. Devo evitá-lo?

Você precisa perceber que há um grande abismo entre você e esse veterano, tanto em maturidade quanto em experiência. Isso a torna vulnerável, e a impulsividade que acompanha o transtorno bipolar a torna ainda mais vulnerável.

Se você decidir iniciar esse relacionamento, pense na ideia de começar a encontrar esse veterano quando estiver com sua família. Convide-o para jantar com sua família, para festas em família; peça para ele ir com a sua família à igreja e assim por diante. Isso vai ajudá-la a conhecer muita coisa a respeito dele enquanto você está em território seguro.

De repente, percebi que estou apaixonada por alguém da escola. O que devo fazer?

O amor não é uma coisa rara. Pergunte a si mesma: "Eu tenho potencial para um relacionamento saudável, agradável, com essa pessoa?". Você ficará surpresa ao ver com que frequência a resposta honesta é "não." Se esse for o caso, apenas desfrute do sentimento e continue conhecendo novas pessoas até surgir o potencial para um relacionamento.

> ## REGRAS PARA ENCONTROS SEGUROS
>
> Um encontro não precisa significar duas pessoas sozinhas. Você sempre pode encontrar as pessoas de quem gosta em uma situação familiar ou de grupo ou em um local público. Seja como for que você decida encontrar novas pessoas, tome estas precauções:
>
> 1. Se a qualquer momento você sentir que não está sendo tratado com respeito ou se sentir desconfortável com alguma situação, arrume uma desculpa e vá para casa. Não há motivo para desperdiçar seu tempo se você está desconfortável.
> 2. Se você pode dirigir, vá com seu carro. Do contrário, tenha certeza de que pode ligar para seus pais virem buscá-lo e levá-lo para casa. Se precisar depender de um estranho para levá-lo para casa, você ficará muito vulnerável.
> 3. Não misture álcool ou maconha com encontros; você precisa de uma mente clara quando está fora de casa com outras pessoas.
> 4. *Nunca* saia nem se envolva romanticamente com professores, treinadores, orientadores, médicos, terapeutas, parentes ou adultos em geral. A diferença de poder é muito grande para permitir um relacionamento natural e saudável.

Eu me apaixonei por uma professora que está me ajudando depois das aulas. Tudo bem se eu for até a casa dela?

Não. Professores, treinadores, médicos e terapeutas não podem sair com os adolescentes que eles ajudam e por um bom motivo: além da diferença de idade, há uma diferença de poder entre vocês dois que torna você vulnerável.

Só para garotas

Os ciclos menstruais podem ser desafiadores para as garotas bipolares e os períodos menstruais podem parecer muito piores do que os de suas amigas. O transtorno bipolar pode provocar tensão pré-menstrual (TPM) severa que começa por volta da época da ovulação e dura até duas semanas, até o início do período menstrual. Nos dias anteriores ao início da menstruação, os sintomas bipolares podem piorar, deixando-a com depressão, ansiedade, impulsividade, irritabilidade e raiva.

Um dos meus médicos diz que os antidepressivos poderiam tratar a TPM. Eles são seguros para meu transtorno bipolar?

Até mesmo pequenas doses de antidepressivos por alguns dias durante o mês são o suficiente para desestabilizar seu transtorno bipolar. Não use antidepressivos para tratar TPM.

Adolescentes falam sobre sexo

O transtorno bipolar pode fazer o interesse dos adolescentes por sexo aumentar ou diminuir. Ele pode estimular pensamentos e comportamentos sexuais indesejáveis em adolescentes que não estão interessados ou preparados para essas experiências. Em geral, esperamos que o interesse sexual diminua com a depressão bipolar e aumente com a mania bipolar, mas no transtorno bipolar misto tudo é possível.

Minha namorada está sempre me forçando a beijá-la e tocá-la. Essa é a única razão para ela gostar de mim?

Essa pode não ser a única razão para sua namorada gostar de você, mas com frequência o sexo pode chamar a atenção dos outros. Se você não gosta desse tipo de atenção da sua namorada, diga a ela. Ela ficará decepcionada, ofendida, mas você descobrirá de uma vez por todas se ela gosta de você por você mesmo ou pelo seu corpo.

Sou muito religioso, mas na semana passada agi de maneira muito sexual com alguém. O que está acontecendo?

O transtorno bipolar pode fazer o comportamento sexual surgir repentinamente, em momentos inesperados, em adolescentes que não querem ser sexuais. Como adolescente, você talvez não tenha tanta experiência para lidar com impulsos sexuais tão fortes e pode ser difícil controlá-los.

Quando é mais provável que o transtorno bipolar me faça agir de maneira sexual com alguém?

A sexualidade impulsiva é muito mais provável se você estiver bebendo ou fumando maconha, o que é um dos motivos para eu não aconselhar essa atitude durante um encontro. Também há maior probabilidade de você agir de forma sexual quando está cansado ou não dorme bem. Você também pode ficar vulnerável quando estiver com alguém que deseja impressionar com sua maturidade, ou quando sentir medo de perder alguém importante para você.

O que você pensa a respeito de manter relações sexuais ainda cursando o ensino médio?

Aconselho adolescentes bipolares a não manterem relações sexuais durante o ensino médio. O transtorno bipolar pode contribuir para a impulsividade e para a pouca capacidade de julgamento, e um relacionamento sexual na sua idade pode torná-lo vulnerável a danos emocionais. Eu sei que a pressão social pode ser intensa se outros adolescentes na sua escola forem sexualmente ativos. Mas certifique-se de não colocar-se em uma posição da qual você se arrependerá mais tarde por ter provocado uma gravidez não desejada ou doenças sexualmente transmissíveis.

Quais são as DST? Corro mais riscos por ser bipolar?

Algumas Doenças Sexualmente Transmissíveis (DST) mais comuns incluem gonorreia, clamídia, verrugas genitais e Aids. Múltiplos parceiros sexuais também são um fator de risco para o câncer cervical em mulheres. O transtorno bipolar pode aumentar o risco de adquirir DST tornando seu impulso sexual anormalmente elevado, seu comportamento mais impulsivo e prejudicando seu julgamento.

Todos falam de sexo seguro, mas não sei exatamente o que isso significa. Diga para mim.

O sexo é chamado de sexo seguro quando não há contato entre boca, pênis, vagina ou ânus. As doenças podem ser transmitidas quando essas áreas se tocam, mesmo que a relação sexual não ocorra. Tudo bem beijar na boca.

Sexo oral é sexo seguro?

Não. Tive pacientes que morreram de Aids adquirida por sexo oral.

Quais tipos de contraceptivos estão disponíveis? Como funcionam para o transtorno bipolar?

Os preservativos podem ser comprados em qualquer lugar e proporcionam boa proteção contra doenças e gravidez. Os preservativos podem ser usados como proteção no sexo oral, bem como na relação sexual.

Todos os outros contraceptivos podem proteger contra gravidez, mas não doenças. As pílulas anticoncepcionais proporcionam proteção contra gravidez somente se você lembrar de tomá-las de acordo com as instruções e nunca ficar sem elas. Além disso, algumas pílulas anticoncepcionais contêm doses elevadas de progestinas que podem causar mudanças de humor e depressão em garotas bipolares sensíveis. Se você está pensando em tomar contraceptivos orais, verifique se o clínico geral ou o ginecologista podem ajudá-la a minimizar a ingestão de progesterona.

Outros métodos, como diafragmas, geleias, espuma e esponjas contraceptivas, são incômodos e exigem planejamento anterior, portanto, não são úteis para o sexo impulsivo.

11
Administração de crises para sua criança e sua família

Você poderá evitar crises com mais eficiência se você e sua família puderem perceber que elas estão chegando. Se você ou seu médico puderem saber quando o transtorno bipolar de sua criança vai se agravar, você pode evitar que a condição fique fora de controle furtando-se de sofrimento desnecessário. Se o agravamento é causado por ações impulsivas, como interrupção dos medicamentos ou pelo uso de álcool ou outras drogas, elas podem ser interrompidas antes de haver mais danos, e o tratamento imediato diminuirá a probabilidade de sua criança sofrer acidentes, ferir-se ou tentar o suicídio. E mais importante, se as condições realmente saírem do seu controle, você deve saber aonde ir e o que fazer para que sua criança receba os cuidados necessários.

Minha filha bipolar chora durante horas todos os dias e eu não consigo consolá-la. O que está acontecendo?

Quando ouço falar que uma criança chora o dia inteiro, penso na depressão bipolar. Nitidamente, é tristeza demais para sua filha aguentar, podendo ser um sinal de piora do transtorno bipolar. Diga à sua filha que você está disponível sempre que ela quiser conversar. Alerte o terapeuta e o psiquiatra de que a depressão dela pode estar se agravando.

Meu filho bipolar está muito emotivo neste momento, mas ele tem boas razões para se sentir assim. O que você pode fazer pelas emoções razoáveis que estão causando problemas?

Embora seu filho possa ter bons motivos para as emoções dele, nós ainda não queremos que ele sofra. Ansiedade, êxtase, medo, desespero, ciúme, pânico, raiva ou tristeza incontroláveis nunca são normais quando estão causando problemas. Se as emoções dele estão particularmente vulneráveis agora, isso pode ser um sinal de que o transtorno bipolar dele está piorando. Só para ter certeza, converse com seu médico e com o terapeuta.

Minha criança anda para lá e para cá o tempo todo. Ele não consegue ir à escola. O que é isso?

A hipercinesia constante (movimentação excessiva) pode ser parte dos estados maníacos e mistos ou ser causada por medicamentos. Quando a hipercinesia surge ou piora repentinamente, pode ser sinal de uma crise bipolar iminente. Verifique com o médico para descobrir a causa e como tratá-la. Talvez os medicamentos de sua criança precisem ser ajustados.

Ultimamente meu filho tornou-se completamente retraído. Isso pode ser uma piora da depressão bipolar?

Algumas vezes retração e isolamento social podem ser pistas de que a depressão bipolar de seu filho está piorando. Seu filho pode parar de atender ao telefone e de ver os amigos. Ele pode se esconder no quarto e se recusar a sair. Converse com ele e veja o que está acontecendo. Converse com o psiquiatra dele e veja se sua criança deve ser avaliada para verificar o agravamento do transtorno bipolar.

OITO SINAIS DE AVISO DA CRISE BIPOLAR IMINENTE

Estas são algumas das coisas que procuro para ajudar a determinar se o transtorno bipolar pode se agravar. Se alguns itens da lista aplicam-se à sua criança, você deve ficar particularmente preocupado.

1. Aumento dos sintomas bipolares na época do ano em que sua criança geralmente inicia um ciclo.
2. Mudança no sono (ficar acordado a noite toda ou ser incapaz de sair da cama, dormindo o dia inteiro).

3. Mudança no nível de atividade (retraído e imóvel ou hiperativo e falando rápido demais).
4. Mudança nos hábitos alimentares, com perda ou ganho significativo de peso.
5. Mudança no modo de vestir (desleixado e sujo ou exuberante e sexy).
6. Aumento da raiva e da irritabilidade, particularmente com quaisquer sinais de violência consigo mesmo ou com os outros.
7. Falar ou agir de maneira ilógica ou incompreensível.
8. Meter-se em apuros devido ao abuso de álcool ou outras drogas.

Atualmente, minha filha fica enfurecida diante da menor provocação. Seu transtorno bipolar está piorando?

Possivelmente. A raiva é uma companhia constante das crianças com transtorno bipolar e, como os outros sintomas, a irritabilidade aumenta com o estresse e a doença física. Contudo, um súbito aumento da raiva também pode ser um sinal de agravamento do transtorno bipolar ou do início de uma crise bipolar. Converse com o terapeuta e com o psiquiatra para verificar se eles podem descobrir o que está acontecendo e se sua criança precisa diminuir o estresse e/ou ajustar os medicamentos.

Pensamentos e comportamentos suicidas

Um estudo demonstrou que indivíduos com transtorno bipolar têm taxa de suicídio cerca de trinta vezes maior do que a população em geral. O risco de suicídio pode ser ainda mais elevado em crianças cujos sintomas bipolares começaram antes dos treze anos. O tratamento médico adequado reduz bastante o risco de tentativas de suicídio.

Minha filha depressiva bipolar tem probabilidade maior de cometer suicídio?

Sua filha bipolar tem maior probabilidade de cometer suicídio do que os amigos dela. A probabilidade de suicídio pode surgir com uma mudança de humor ou se sua filha tomar antidepressivos. Nesse caso, o tratamento médico adequado é fundamental. Um estudo demonstrou que o bom tratamento pode diminuir em 75% o risco de suicídio em crianças bipolares.

Minha filha bipolar precisa ser depressiva para ser suicida?

Sua filha é vulnerável ao suicídio em todos os estágios do transtorno bipolar, incluindo depressão bipolar, mania e transtorno bipolar misto. O risco de suicídio é maior quando as crianças são psicóticas, o que elas podem se tornar após ingerir drogas ilegais ou antidepressivos.

Quais crianças bipolares correm maior risco de suicídio?

As crianças com abuso de álcool ou outras drogas, inúmeras hospitalizações, eventos estressantes recentes e histórico de problemas médicos graves correm maior risco de suicídio. O maior indicador de risco futuro de suicídio é um histórico de tentativa de suicídio.

Como perguntar à minha filha adolescente depressiva bipolar se ela é suicida?

É melhor descobrir isso agora. Algumas vezes, é mais fácil dizer apenas "Você tem pensado em se matar?". Diga a ela que você está preocupado com o que ela sente e que não quer perdê-la. O seu amor irá tocá-la e ajudá-la a desejar continuar viva.

Se ela disser não, que *não* está pensando em suicídio, isso mostra que você se preocupa com ela e que a quer bem. Mas você não pode saber se ela é suicida a não ser que pergunte.

Perguntar sobre suicídio para minha criança não a tornará mais propensa a se matar?

A ideia de suicídio não é uma novidade para os adolescentes, especialmente adolescentes depressivos. A maior parte das crianças considera um alívio ter a oportunidade de revelar seus medos e sentimentos. Ao perguntar, você está mostrando que deseja que ela viva.

Como saber se meu filho está pedindo minha ajuda?

Quando crianças revelam seus pensamentos suicidas para você ou para os profissionais que cuidam dela, esse é um sinal de que elas desejam ajuda e estão dispostas a trabalhar para se manter vivas.

Meu filho bipolar tentou saltar de uma janela, mas nós o impedimos. O que podemos fazer a seguir?

É hora de chamar o psiquiatra e ir para o hospital.

Há medicamentos específicos que podem reduzir o risco de suicídio?

Estudos com sal de lítio e clozapina mostram que eles podem diminuir significativamente a probabilidade de suicídio. Acredito que outros estabilizadores do humor também podem diminuir o risco de suicídio, mas ainda não temos esses dados.

ALGUNS POSSÍVEIS INDICADORES DA PROBABILIDADE DE SUICÍDIO EM CRIANÇAS BIPOLARES

- Falar sobre a própria morte ou sobre como o mundo seria sem ela.
- Subitamente, desenvolver uma atitude indiferente, distraída ou *blasé* após ter estado profundamente deprimida.
- Desfazer-se de suas coisas ou falar sobre quem ficará com elas quando ela tiver ido embora.
- Não ter nenhuma rede social de apoio ou afastar-se dos amigos.
- Perder uma pessoa importante na vida dela, por morte ou separação.
- Juntar comprimidos para ter o suficiente para o suicídio.
- Usar álcool ou maconha durante uma depressão profunda.

Seu filho bipolar tem estado deprimido e você reconhece um ou mais desses sinais, converse com o psiquiatra e o alerte.

Psicose bipolar

Os enfermeiros de onde fiz treinamento costumavam referir-se à psicose como "verificação equivocada da realidade", pois as pessoas psicóticas não sabem distinguir o que é verdade e o que é falso em sua própria realidade. Algumas vezes os profissionais utilizam o termo psicótico para se referir a alucinações, ilusões, distorções ou pensamentos estranhos. Um estudo indicou que mais da metade dos indivíduos com mania tinham alguns sintomas psicóticos.

O que são alucinações? Como posso saber se meu filho bipolar tem alucinações?

As alucinações são a experiência de estímulos visuais, auditivos, táteis ou olfativos que não são evidentes para os outros. As alucinações visuais comuns no transtorno bipolar incluem visões de pessoas, destruição ou experiências espirituais. Ouvir vozes é uma alucinação auditiva comum, mas as alucinações auditivas também podem assumir a forma de sussurros, um assobio alto ou tons musicais repetitivos.

Como seriam as ilusões, as distorções e os pensamentos estranhos no meu filho bipolar?

Uma ilusão é uma crença em ações e eventos que não são evidentes para os outros. As ilusões podem incluir a crença de que uma conspiração está em andamento, ou que ele está sendo perseguido por um membro do Serviço Secreto, do FBI ou outro grupo de elite. Um sinal comum de psicose bipolar é a crença de ser amigo íntimo de uma celebridade. A psicose bipolar pode fazer parecer que existem significados especiais em eventos ou objetos. Por exemplo, se uma criança psicótica vê a palavra "amaldiçoada" em um envelope pode acreditar que ela está amaldiçoada.

Uma distorção é um tipo de ilusão baseada na interpretação incorreta das informações disponíveis. Por exemplo, seu filho poderia ver os outros e ter certeza de que eles não gostam dele porque não sorriram para ele. Outra criança pode acreditar que uma decepção é um sinal de que ela nunca será feliz. Os pensamentos estranhos são bem estranhos. Um garoto bipolar me disse, sinceramente que ele era de outro planeta. Uma garota bipolar acreditava que era realmente uma grande boneca de plástico.

As crianças estão sempre criando fantasias e brincando de faz de conta. Como saber a diferença?

Pode parecer difícil diferenciar experiências psicóticas de fantasias infantis, mas em geral é possível saber qual é qual pelo conteúdo excessivo. Por exemplo, uma menina poderia ter a fantasia de que é uma princesa enquanto está brincando. Contudo, se ela disser que três homens estão enviando um raio radioativo do topo de um edifício, dizendo que ela precisa fazer o sinal da cruz sempre que tiver um pensamento impuro, pode ter certeza de que isso é anormal.

Outra pista da presença de ilusões é que a maior parte das pessoas psicóticas defende agressivamente a realidade de suas experiências psicóticas. Por exemplo, se uma criança me dissesse que provavelmente tinha parentes indígenas, eu não duvidaria dela. Se uma criança dissesse que era parente direta do Touro Sentado e que poderia provar, e se ela se tornasse agressivamente defensiva e aborrecida ao pensar que eu poderia não acreditar nela, eu começaria a me preocupar.

A grandiosidade desempenha um papel na psicose bipolar?

As ilusões frequentemente são grandiosas no conteúdo. Por exemplo, um menino bipolar psicótico pode acreditar que possui poderes especiais que lhe permitem controlar as pessoas com sua mente. Uma menina bipolar poderia acreditar que é uma celebridade famosa, uma espiã importante, que compartilha segredos especiais, ou é confidente de presidentes. Se for religiosa, pode acreditar que é uma mensageira especial de Deus ou que ela realmente *é* Deus ou o Diabo.

De repente meu filho tornou-se psicótico e precisou ir para o hospital. Você tem certeza de que é bipolaridade?

Outras coisas além do transtorno bipolar podem desencadear psicose grave, repentina. Grandes quantidades de cafeína, nicotina, maconha, sálvia, alguns suplementos de ervas e drogas livres e com prescrição, algumas vezes, podem desencadear psicose em crianças bipolares. A utilização de hormônios esteroides no fisiculturismo ou hormônios masculinos pode desencadear psicose. Trauma na cabeça, envenenamento e doença física grave também podem causar psicose. Drogas como álcool, alucinógenos, cocaína, metanfetamina (estimulante), fenciclidina (PCP) e outros estimulantes podem provocar episódios psicóticos que são indistinguíveis da psicose bipolar.

Como meu filho seria se ele fosse psicótico?

Externamente, as crianças psicóticas podem parecer estar olhando ou falando com estímulos invisíveis ou falando em voz baixa com pessoas invisíveis. Elas podem sorrir, como se compartilhassem um segredo especial, ou parecer amedrontadas. A psicose depressiva bipolar pode provocar um afastamento total dos outros, a ponto de seu filho não responder às pessoas ao redor.

A incapacidade de ser lógico tem alguma relação com a psicose bipolar?

Frequentemente, a psicose bipolar surge quando crianças começam a tomar decisões muito atípicas e não conseguem se explicar. Os indivíduos psicóticos podem ter problemas para se fazer entender. Existe até um tipo de discurso bipolar chamado "salada de palavras", no qual palavras significativas são misturadas ao acaso e não fazem nenhum sentido.

Que efeito o agravamento do transtorno bipolar pode ter nos problemas alimentares da minha filha?

O transtorno bipolar em crianças com problemas alimentares aumenta a probabilidade de desenvolvimento de ilusões e alucinações focalizadas no peso. Adolescentes malnutridos podem desenvolver noções ilusórias de que seu corpo magro parece gordo ou de que a privação de alimentos lhes dá pureza espiritual. Eles podem desenvolver a crença grandiosa de que sua compleição magra é atraente para os outros. Uma adolescente bipolar com inanição me disse: "Eu sei que todos sentem inveja da minha magreza. Todos os homens olham para mim e para o meu corpo o tempo todo e eu sei que todas as mulheres queriam ser eu.". Na verdade, a saúde dessa adolescente esquelética corria um sério risco devido à mánutrição e à perda de tecido corporal. Se você observar qualquer um desses sinais, isso pode indicar a necessidade de maiores cuidados médicos.

Minha filha parece passar o dia todo atordoada, sonhando acordada. O que isso poderia ser?

Frequentemente, a depressão bipolar resulta em estado de devaneio em que as crianças podem perder grande parte do seu dia. Em geral, as crianças me dizem que não têm nenhum pensamento nesse estado ou que não conseguem lembrar seus pensamentos. A psicose bipolar também pode assumir essa forma, em que sua criança fica presa numa fantasia interna que parece a realidade. Do lado de fora, parece que ela está cochilando na cama, deitada no sofá ou distraidamente sentada na frente da televisão.

As vozes assustadoras que estou ouvindo são reais? Se não forem, o que elas são e o que posso fazer com relação a elas?

Acredito que essas vozes venham de sua mente, como se você estivesse ouvindo os próprios pensamentos. Esse processo lembra aquilo que acontece quando você está sonhando; você experimenta as coisas como se elas fossem reais, mas em vez de estar sonhando você está acordado.

Primeiro, pare de dar atenção às vozes. O que elas dizem é sem sentido. Consulte seu médico para iniciar o processo de afastamento dessas vozes irrelevantes. Enquanto isso, manter sua mente ocupada fazendo alguma outra coisa pode ajudar.

Ouvi pessoas falando *comigo* na televisão. Isso é muito estranho?

Há certas experiências chamadas transtorno do pensamento formal, que incluem ouvir canções a respeito de si mesmo no rádio, ver mensagens sobre você em outdoors ou pessoas na televisão se virar e falar diretamente com você. O transtorno do pensamento formal inclui a sensação de os pensamentos estarem sendo colocados ou retirados de sua mente e a experiência de ter vozes descrevendo tudo o que você faz. Deixe-me reassegurar que isso é o transtorno bipolar, não o seu universo se desintegrando.

Embora pareça muito simples, muitos indivíduos conseguem diminuir essas alucinações assustadoras meramente direcionando a atenção para outra coisa. Com frequência, as vozes podem se tornar ineficazes quando você sussurra, assobia ou simplesmente se recusa a escutar.

Olho e vejo um campo de batalhas com pessoas feridas. O que está acontecendo?

Eu chamo isso de "alucinações de filme de terror". Em geral, elas são imagens de ferimentos ou de agressão ocorrendo com você ou com outras pessoas. É como observar um filme de terror que foi sobreposto à realidade. Em geral, elas não são suficientemente naturais a ponto de serem consideradas reais, mas podem ser perturbadoras. Felizmente, essas imagens muitas vezes podem ser eliminadas com um estabilizador do humor.

Condições que podem exigir hospitalização imediata

É difícil para os pais lidar com crianças bipolares quando o comportamento delas está fora de controle. A fim de se preparar para essa possibilidade, decida antecipadamente o que você fará para deter uma crise. A regra geral é a necessidade de hospitalização imediata se houver possibilidade de as crianças ferirem a si mesmas ou aos outros.

Minha filha ri e diz que está bem, mas ela não come nem dorme. Socorro!

Não acredite na sua filha; não parece que ela está nada bem. Isso pode ser um sinal do agravamento do transtorno bipolar. Se você nunca observou esse comportamento antes, esse pode ser o primeiro episódio maníaco de sua filha. Telefone para seu médico e para o terapeuta e converse com eles. Se o peso de sua filha ficar muito baixo, ela talvez precise ir para o hospital.

Meu filho não fala, não se movimenta nem faz qualquer outra coisa! O que está errado?

No transtorno bipolar grave, uma criança pode parar de se movimentar em um estado que chamamos de catatonia. Isso costumava ser associado a uma doença mental chamada esquizofrenia, mas agora sabemos que geralmente a catatonia é causada pelo transtorno bipolar. Leve seu filho ao psiquiatra, que pode aconselhar a hospitalização.

Minha filha depressiva bipolar de doze anos está batendo e cortando a si mesma. O que podemos fazer?

Essa é uma situação intolerável, que pode resultar em ferimentos para sua filha. Também é uma mensagem de que alguma coisa grave está acontecendo dentro dela. O psiquiatra e o terapeuta podem conseguir lidar com isso em casa, mas se houver qualquer chance mais séria de ferimentos, ela talvez precise ir para o hospital. Telefone para o psiquiatra de sua filha e deixe que ele decida.

Minha criança de oito anos está ficando violenta. O que posso fazer para ela não ferir a si mesma ou a outras pessoas?

Telefone para o psiquiatra e siga os conselhos dele. Se você não conseguir falar com o médico, ou se não gostar dos conselhos, leve sua criança direto para o hospital.

Meu filho fica realmente zangado e bate no pai. Ele não é assim. É por causa do seu transtorno bipolar?

Não é adequado para ninguém ser violento com os pais ou com outros membros da família e pode ser perigoso se seu filho é forte. Mesmo que seu filho seja pequeno ou facilmente reprimido, esse comportamento não pode continuar. Telefone para os médicos de seu filho; se eles decidirem que seu filho deve permanecer em casa, certifique-se de que eles lhe digam o que fazer se a situação se agravar novamente. Se houver qualquer chance de ferimentos para ele ou para outras pessoas, podem ser necessários medicamentos extras ou hospitalização para garantir que ninguém fique ferido.

Minha criança bipolar está quebrando coisas, batendo nos outros e ferindo a si mesma. Ela não quer tomar os medicamentos nem ir ao médico. Ela não entra no carro para que eu possa levá-la ao hospital. O que mais posso fazer?

Você tem diversas escolhas. Você pode telefonar para o médico dela e lhe pedir para ligar para o hospital, a fim de conseguir uma ambulância. Você pode telefonar diretamente para o hospital e pedir uma ambulância. Sua terceira opção é ligar para 192 e pedir ajuda. Quando chegarem, eles avaliarão sua criança e a situação para verificar se ela necessita de hospitalização.

Como você decide quando a situação é tão ruim que a hospitalização é necessária?

Quando começo a imaginar se uma criança precisa ir para o hospital, provavelmente é a hora certa para a hospitalização.

No hospital

O hospital é uma ferramenta que você reserva para ajudá-lo quando a situação se torna muito grave para ser administrada em casa. Você pode se preparar compreendendo melhor do que se trata a hospitalização.

O que eles podem fazer pelo meu filho no hospital que não pode ser feito em casa ou no consultório médico?

No hospital, pessoas treinadas estão disponíveis para observar seu filho e garantir que ele não machuque a si mesmo, só isso já é importante. No hospital, seu filho também tem a oportunidade de ser examinado por diversos especialistas em psiquiatria, psicofarmacologia e psicologia para informar o psiquiatra dele sobre novas opções de tratamento. Médicos internistas e outros especialistas devem estar disponíveis para verificar se há quaisquer sinais de doença física complicando o quadro. Se os medicamentos de seu filho não estão funcionando, é possível fazer mudanças em condições hospitalares controladas na esperança de minimizar o estresse de sua criança.

Você acha que meu filho poderia obter outros benefícios com a hospitalização?

Quando seu filho está no hospital, você e sua família descansam do estresse intolerável de ter um membro da família gravemente doente. Vocês terão oportunidade para conversar, pensar no papel de seu filho na família e considerar como o bem-estar de toda a família é afetado pela doença dele.

Posso ter certeza de que minha criança receberá toda a ajuda que ela precisa no hospital?

Isso depende do tamanho e da qualidade do hospital, do treinamento e da experiência da equipe e de como eles trabalham juntos. Com frequência, vi crianças melhorarem após uma permanência produtiva no hospital. Contudo, infelizmente, muitos hospitais têm pouco pessoal e já ouvi algumas histórias assustadoras sobre o tratamento em certos hospitais.

O que acontecerá quando minha filha e eu chegarmos ao hospital?

Sua filha pode ser imediatamente avaliada e enviada a uma enfermaria do hospital se for adequado. Ou vocês podem ter de sentar na sala de espera da emergência durante muito tempo antes de serem atendidas. Algumas vezes você pode evitar esse passo, ligando para seu médico e pedindo para ele providenciar que sua filha seja admitida e levada diretamente para o hospital.

Sob as melhores condições, o que aconteceria quando meu filho fosse para o hospital?

Tive o privilégio de trabalhar em alguns dos melhores hospitais e nesses ambientes, psiquiatras e outros médicos examinariam seu filho, uma equipe discutiria o diagnóstico e as necessidades individuais dele e dariam ordens escritas para o tratamento. Um nutricionista iria encontrar-se com ele para planejar uma dieta saudável. Ele receberia medicamentos da equipe de enfermagem que tem experiência para fazer as crianças tomarem seus comprimidos sem brigar. Além dos medicamentos, seu filho receberia terapia individual, terapia de grupo, terapia de prevenção de abuso de drogas e terapia ocupacional. Entre as sessões de terapia, ele participaria de atividades em grupo. No final do tratamento, a equipe confirmaria a próxima consulta com seu médico e um plano de liberação seria elaborado para garantir que seu filho fizesse a transição do hospital para casa tranquilamente. Essa é a situação ideal.

O que determina a duração do tratamento do meu filho e sua permanência no hospital?

Nós gostaríamos de acreditar que seu filho receberia tudo o que ele precisa quando estiver hospitalizado. Contudo, no mundo real, as despesas de tratamento, o reembolso e o seguro com frequência desempenham papéis significativos na duração do tratamento e da permanência no hospital.

Minha criança conseguirá ver seu médico?

O psiquiatra atual da sua criança pode visitá-la, dependendo das regras do hospital e dos privilégios dele nesse hospital.

O que poderia tornar ineficaz o tratamento hospitalar do meu filho?

As três principais razões para o fracasso do tratamento hospitalar são: (1) o diagnóstico está errado; (2) os medicamentos estão errados; (3) a criança não toma os medicamentos.

Nossa família não gosta do médico do hospital. Podemos pedir para mudar de médico?

Geralmente isso é possível. Converse com o superintendente do hospital.

Levamos nossa criança ao hospital, mas o lugar parecia sombrio e horrível. Por quê?

Os pais, com frequência, ficam decepcionados ao entrar na enfermaria de sua criança bipolar. Lá pode não ser permitido um toque caseiro, como quadros na parede, vasos de flores e abajur de pé, porque esses objetos poderiam ser perigosos nas mãos de uma criança deprimida ou raivosa. Sem essa decoração, a enfermaria parece vazia e impessoal. Acrescente a isso a carga emocional de estar próximo de tantas crianças disfuncionais e gravemente depressivas; a experiência pode ser muito triste.

O que posso fazer para evitar que minha filha volte para o hospital?

Converse com os médicos no hospital e peça conselhos sobre como manter sua filha saudável. Se você encontrar um médico particularmente prestativo, pode lhe pedir para participar dos cuidados com sua filha fora do hospital. Além disso, converse com os enfermeiros, pois geralmente eles têm muita experiência prática.

Antes de sua filha deixar o hospital, converse com o encarregado da sua liberação e certifique-se de que as consultas com o psiquiatra e a terapia já estejam marcadas quando ela sair do hospital. Converse com o médico e com o terapeuta que verão sua filha fora do hospital e ajude-os a desenvolver um plano para mantê-la saudável depois da alta.

Verifique com atenção o nível de estresse que você e sua família, a escola e as atividades externas estão provocando em sua criança. Veja quanto do estresse pode ser diminuído. Examine o estilo de vida dela e veja como ele pode ser mais saudável. Algumas vezes o planejamento realizado durante as últimas horas antes de sua filha deixar o hospital pode melhorar drasticamente a saúde dela, depois que ela for para casa.

Minha filha tem transtorno bipolar mais grave do que a maior parte dos pacientes sobre quem você fala. Ela está sempre no hospital e nunca ficou fora dele mais do que algumas semanas durante os últimos dois anos. Como ajudá-la?

Esse pode ser o momento para você retroceder e encontrar maneiras de proporcionar uma boa vida à sua filha, apesar dos seus sintomas bipolares. Enquanto sua filha está no hospital, procure ajuda da equipe de assistência social para verificar se ela está qualificada para receber benefícios. Isso pode incluí-la em programas especiais, serviços e ajuda financeira para ajudá-la a viver melhor com seu transtorno. Antes de sua filha ser liberada, converse com o encarregado da liberação e descubra se há programas para pacientes ambulatoriais disponíveis, que possam ajudar a mantê-la ocupada e saudável. Os serviços disponíveis variam muito de acordo com o estado e a região.

Converse com os responsáveis da escola e descubra quais adaptações e considerações estão disponíveis para a educação de sua filha. Se houver universidades próximas com escolas médicas, veja se eles oferecem programas e atividades para crianças com doença mental. Frequentemente você pode tornar sua criança mais feliz e mais estável descobrindo essas opções e, ao reduzir o estresse, você pode tornar a doença de sua filha mais estável.

O que fazer quando nada dá certo

Todo pai teme a possibilidade de ficar sem opções para ajudar sua criança bipolar. Essa é uma boa hora para considerar o que poderia estar faltando no tratamento da sua criança.

Minha filha está tomando medicamentos há um ano e não há nenhuma melhora. Por quê?

Vejo muitas crianças que nunca tiveram oportunidade para melhorar. Independentemente dos outros medicamentos que sua filha tomou, os estabilizadores do humor são a base do tratamento bipolar. (Ver o capítulo 5 para obter mais informações.) Você precisa ter certeza de que foram tentados os três principais estabilizadores do humor: carbamazepina, sal de lítio e valproato. É necessário que tenham sido tentadas doses terapêuticas de cada um desses medicamentos durante quatro semanas e uma tentativa de administração de dois deles juntos. Verifique com seu médico as doses recomendadas para cada um dos estabilizadores do humor.

Meu filho não está bem. Há alguma coisa que possa estar impedindo que os medicamentos funcionem?

Fumar cigarros e beber suco de *grapefruit* pode diminuir a quantidade de medicamentos bipolares que chegam ao sistema nervoso de seu filho. Algumas vezes, infecção, ferimento e tratamento com esteroides também podem agir contra os medicamentos bipolares.

Já houve casos de crianças que não puderam ser ajudadas por nenhum medicamento? O que elas fizeram?

Conheci algumas crianças que não foram ajudadas por medicamentos porque seus sintomas bipolares são muito graves, porque receberam medicamentos inadequados, como antidepressivos, ou porque a doença não foi controlada durante muito tempo. Algumas crianças são tão intolerantes aos medicamentos e aos seus efeitos colaterais que não conseguem tomar o suficiente para ajudar. Essas crianças precisam fazer mudanças saudáveis em seu estilo de vida para ajudar a controlar os sintomas bipolares até que surja alguma coisa que funcione melhor. Nós começamos diminuindo seu nível de estresse, mantendo-o baixo. Programamos seu sono, refeições e exercícios. Nós nos certificamos de que sua dieta contenha proteínas e outros nutrientes em quantidade suficiente. Ajudamos a evitar eventos estressantes que possam desencadear os sintomas bipolares. Fazemos tudo que podemos para tornar essas crianças doentes mais saudáveis e menos vulneráveis ao transtorno bipolar.

O que posso fazer quando tudo fracassa?

Faça uma pausa. Clareie a mente. Verifique o diagnóstico. Examine todas as coisas que podem agravar o transtorno bipolar, incluindo álcool e outras drogas, excesso de exercícios, má alimentação, estresse, doenças físicas e antidepressivos.

ATITUDES QUE DIFICULTAM A RECUPERAÇÃO DO TRANSTORNO BIPOLAR

Com o passar dos anos, notei determinadas linhas de pensamento que interferem na recuperação. Algumas dessas atitudes são previstas quando os pacientes param totalmente o tratamento ou quando seu transtorno bipolar vai irromper. Eis alguns exemplos de afirmações que ouvi e que refletem essas atitudes contraproducentes:

1. "Eu não acho que tenho transtorno bipolar."
2. "Minha (professora, amiga, avó, tia) não acha que tenho transtorno bipolar."
3. "Conheço um garoto que tem transtorno bipolar e ele não é nada igual a mim."
4. "Não gosto de pensar que há alguma coisa errada comigo."
5. "Não mencione a palavra 'bipolar' na minha frente. Quero esquecer tudo a esse respeito."
6. "O que faço é da minha conta, não da sua."
7. "Nenhum dos meus amigos precisa tomar medicamentos ou fazer psicoterapia. Por que eu deveria?"

8. "Todo mundo que conheço bebe e fuma muito mais do que eu."
9. "Não gosto mais do médico."
10. "Não gosto mais do terapeuta."
11. "Não preciso de medicamentos. Eles estão *me deixando* doente."
12. "Não estou doente. Não preciso tomar medicamentos."
13. "Não sou louco. Não preciso fazer psicoterapia."
14. "Não tenho problema com drogas."
15. "Não tenho nenhum problema. A única coisa errada comigo é meu sono."
16. "Estou perfeitamente bem. A única coisa errada comigo é que não tenho amigos."
17. "Não sou depressivo. Tenho bons motivos para me sentir assim."
18. "Estou perfeitamente bem. Meus problemas são causados pela (escola, cidade, meus amigos, minha família, você)."
19. "Não se preocupe tanto. Acredite em mim. Apenas espere um pouco. As coisas vão ficar bem dessa vez."

O que todas essas atitudes têm em comum é que elas retardam, reduzem ou sabotam o tratamento do transtorno bipolar de sua criança. É importante não ser desviado por essas atitudes e garantir que você, o terapeuta de sua criança, o psiquiatra e os membros da família formem uma frente unida no apoio à saúde de sua criança bipolar.

Certifique-se de que sua criança está tomando os medicamentos, indo ao médico e participando das sessões de terapia. Obtenha uma segunda opinião de outro médico com treinamento especializado e experiência extra. Pense em obter uma opinião de um médico conhecido no hospital universitário mais próximo. Se seu atual médico é um amigo da família, converse com um estranho imparcial. Procure na internet experiências com novos tratamentos para crianças bipolares. Medite e reze. Revolva as coisas na esperança de que a resposta se revele.

Não há esperança para o transtorno bipolar apenas quando desistimos.

Ressalva do autor

Os históricos de casos e outros materiais relacionados a pacientes são formados com base em um composto de casos similares, cujos detalhes foram alterados para que nenhum exemplo neste livro possa ser identificado ou lembrar qualquer pessoa, viva ou morta. O autor não aceita dinheiro de corporações farmacêuticas ou fabricantes de nenhum produto médico ou relacionado à saúde. Este livro não constitui aprovação ou recomendação de nenhum produto ou serviço mencionado no texto. Este livro não é um substituto para a orientação profissional, assim, por favor, discuta as questões deste livro com seu médico. Em todos os casos, use o seu melhor julgamento e o do seu médico e terapeuta para determinar quais comentários neste livro funcionarão com maior segurança e efetividade para você e para sua criança.

12
Algumas entidades brasileiras que oferecem atendimento e apoio ao tratamento do transtorno bipolar

Associação Brasileira de Familiares, Amigos e Portadores de Transtornos Afetivos (Abrata)
Avenida Paulista, 2.644 – 7º andar – Conj. 71 – Bela Vista
CEP 01310-300 – São Paulo – SP
Tel.: (11) 3256-4831
E-mail: contato@abrata.com.br
Site: www.abrata.com.br

Associação Brasileira de Psiquiatria (ABP)
Rua Pedro de Toledo, 967 – Casa 1 – Vila Clementino
CEP 04039-032 – São Paulo – SP
Tel.: (11) 5081-6799/Fax: (11) 5579-6210
E-mail: rbp@abpbrasil.org.br
Site: www.abpbrasil.org.br

Associação Brasileira de Transtorno Bipolar (ABTB)
Site: www.abtb.org.br

Associação de Familiares, Amigos e Bipolares de Santa Maria (Afab)
Avenida Roraima, s/n – Cidade Universitária – Camobi
CEP 04039-032 – Santa Maria – RS
Tel.: (55) 3220-8148
E-mails: afabsm@pop.com.br/marthanoal@yahoo.com.br
Site: www.afabsm.kit.net

Associação dos Familiares, Amigos e Portadores dos Transtornos de Ansiedade (Aporta)
Rua Timóteo, 878 – Moinhos de Vento
CEP 90570-040 – Porto Alegre – RS
E-mail: aporta-rs@aporta.org.br
Site: www.aporta.org.br

Associação dos Portadores de Transtorno Mental, Familiares e Pessoas Interessadas na Saúde Mental do Piauí (Âncora)
Rua Ernane Araújo, 2.929 – Bloco 3 – Ap. 304 – São João
CEP 64046-460 – Teresina – PI
Tel.: (86) 3233-3796/Fax: (86) 3222-6994
E-mail: loucavida.pi@ig.com.br
Blog: ancorapiaui.zip.net

Associação dos Usuários de Estabilizadores de Humor (Stabilitas)
(Filiada ao Hospital de Clínicas de Porto Alegre)
Rua Ramiro Barcellos, 2.350 – Rio Branco
CEP 90035-903 – Porto Alegre – RS
Tel.: (51) 3359-8000
E-mail: stabilitas@bol.com.br
Site: www.stabilitas.kit.net

Algumas entidades brasileiras que oferecem atendimento e apoio ao tratamento do transtorno bipolar

Associação Gaúcha de Famílias de Pacientes Esquizofrênicos e Demais Doenças Mentais (Agafape)

Rua dos Andradas, 1.560 – 6º Andar – Galeria Malcon – Centro
CEP 90020-010 – Porto Alegre – RS
Tel.: (51) 3225-0395/Fax: (51) 3227-3065
E-mail: agafape@agafape.org.br
Site: www.agafape.org.br

Fênix – Associação Pró-Saúde Mental

Avenida Liberdade – 701 – 8º andar – Cj. 84 – Liberdade
CEP 01503-001 – São Paulo – SP
Tels.: (11) 3208-1225/3209-8579
E-mail: fenix@fenix.org.br
Site: www.fenix.org.br

Hospital Mário Kröeff

Rua Magé, 326 – Penha Circular
CEP 21020-130 – Rio de Janeiro – RJ
Tel.: (21) 2136-9696/Fax: (21) 2136-9729
E-mail: info@mariokroeff.org.br
Site: www.mariokroeff.org.br

Instituto de Psiquiatria do Hospital das Clínicas da Faculdade de Medicina da Universidade de São Paulo

Rua Dr. Ovídio Pires de Campos, 785 – Caixa Postal 3.671
CEP 01060-970 – São Paulo – SP
E-mail: psiquiatria.desenvolvimento@gmail.com
Site: www.inpd.org.br

Apêndice 1

Critérios oficiais de diagnóstico da American Psychiatric Association para o transtorno bipolar

Mania

Os critérios de diagnóstico para mania do *American Psychiatric Association's Diagnostic and Statistical Manual, Volume IV, Text Revision* (DSMV-IV-TR) incluem:

A. Um período distinto de humor anormal e persistentemente entusiasmado, expansivo e/ou irritável, durante pelo menos uma semana (ou qualquer duração se a hospitalização for necessária).

B. Durante o período de perturbação do humor, três (ou mais) dos seguintes sintomas persistiram (quatro se o humor é apenas irritável) e estiveram presentes em grau significativo:

Autoestima inflada ou grandiosidade;

Diminuição da necessidade de dormir (por exemplo, sentir-se descansado depois de apenas três horas de sono);

Mais tagarela do que o habitual ou pressão para continuar falando;

Discurso rápido ou experiência subjetiva de que os pensamentos estão acelerados;

Incapacidade de manter a atenção focalizada (isto é, atenção facilmente atraída para estímulos externos irrelevantes e pouco importantes);

Apêndice 1

Aumento da atividade voltada a um objetivo (seja socialmente, no trabalho, na escola ou sexualmente) ou agitação psicomotora;

Envolvimento excessivo em atividades agradáveis com elevado potencial para consequências (por exemplo, compras desenfreadas, indiscrições sexuais, investimentos imprudentes nos negócios).

C. Os sintomas não satisfazem os critérios para um episódio bipolar misto.

D. A perturbação do humor é suficientemente grave para causar deficiência marcante no funcionamento ocupacional, ou em atividades sociais habituais, ou em relacionamentos com outras pessoas, ou necessitar de hospitalização para evitar danos a si mesmo ou aos outros, ou há características psicóticas.

E. Os sintomas não são devidos aos efeitos fisiológicos diretos de uma substância (por exemplo, abuso de drogas, medicamento ou outro tratamento) ou de uma condição médica geral (por exemplo, hipertireoidismo).

Depressão

Os critérios de diagnóstico para depressão com características atípicas do *American Psychiatric Association's Diagnostic and Statistical Manual, Volume IV, Text Revision* (DSM-IV-TR) incluem:

As características atípicas podem ser aplicadas quando predominam durante as duas semanas mais recentes de um Episódio Depressivo Maior no Transtorno Depressivo Maior ou no Transtorno Bipolar I ou Bipolar II, quando um Episódio Depressivo Maior atual é o tipo mais recente de episódio de humor, ou quando essas características predominam durante a maior parte do tipo de episódio mais recente de humor, ou quando essas características predominam durante os dois anos mais recentes de Transtorno Distímico; se o Episódio Depressivo Maior não é atual, ela se aplica se essas características predominam durante qualquer período de duas semanas.

A. Reatividade do humor (isto é, o humor melhora em resposta a eventos positivos potenciais ou reais).

B. Duas (ou mais) das seguintes características:

Ganho significativo de peso ou aumento do apetite;

Hipersonia;

Paralisia "de chumbo" (isto é, sensações de peso nos braços ou pernas);

Padrão duradouro de sensibilidade à rejeição interpessoal (não limitada a episódios de perturbação do humor) que resulta em deficiência social ou ocupacional significativa.

C. Os critérios não são satisfeitos para a Depressão com Características Melancólicas ou Depressão com Características Catatônicas durante o mesmo episódio.

Reimpresso com permissão do *Diagnostic and Statistical Manual of Mental Disorders*, Quarta Edição, Text Revision (Copyright 2000), American Psychiatric Association.

Apêndice 2

Sintomas de mania, depressão geral e psicose segundo o National Institute of Mental Health

Os sinais e sintomas de *mania* incluem:
- Aumento de energia, atividade e inquietação;
- Humor excessivamente "alto", excessivamente bom, eufórico;
- Irritabilidade extrema;
- Pensamentos acelerados, falando muito rápido, pulando de uma ideia para outra;
- Incapacidade de focalizar a atenção, não consegue se concentrar bem;
- Pouca necessidade de sono;
- Crenças irreais a respeito das próprias habilidades e poderes;
- Julgamento deficiente;
- Compras desenfreadas;
- Período duradouro de comportamento diferente do habitual;
- Aumento do impulso sexual;
- Abuso de drogas, particularmente cocaína, álcool e medicamentos para dormir;
- Comportamento provocativo, intrusivo ou agressivo;
- Negação de que há qualquer coisa errada.

Um episódio maníaco é diagnosticado se o humor elevado ocorrer com três outros sintomas ou mais durante a maior parte do dia, quase todos os dias, durante uma semana ou mais. Se o humor for irritável, devem estar presentes quatro sintomas adicionais.

Os sinais e sintomas de *depressão geral* (bipolar e unipolar) incluem:
- Humor duradouro triste, ansioso ou vazio;
- Sentimentos de desesperança ou pessimismo;
- Sentimentos de culpa, inutilidade ou impotência;
- Perda de interesse ou prazer em atividades antes apreciadas, incluindo sexo;
- Diminuição da energia, sensação de fadiga ou de estar "devagar";
- Dificuldade de se concentrar, lembrar, tomar decisões;
- Inquietação ou irritabilidade;
- Dormir demais ou não conseguir dormir;
- Mudança no apetite e/ou perda ou ganho de peso não premeditado;
- Dor crônica ou outros sintomas corporais persistentes que não são causados por doença física ou ferimento;
- Pensamentos de morte ou suicídio ou tentativas de suicídio.

Um episódio depressivo é diagnosticado se cinco ou mais desses sintomas durarem a maior parte do dia, quase todos os dias, por um período de duas semanas ou mais.

Os sintomas comuns de *psicose* incluem:
- Alucinações: ouvir, ver ou sentir a presença de coisas que realmente não estão presentes;
- Ilusões: crenças falsas, fortemente mantidas e não influenciadas pelo raciocínio lógico ou explicadas pelas crenças culturais habituais de uma pessoa.

Os sintomas psicóticos no transtorno bipolar tendem a refletir o estado extremo do humor naquele momento. Por exemplo, as ilusões de grandiosidade, como acreditar que é o presidente ou que possui poderes especiais ou riqueza, podem ocorrer durante a mania; as ilusões de culpa ou de inutilidade, como acreditar que está arruinado e sem um tostão ou que cometeu algum crime terrível, podem aparecer durante a depressão (maior unipolar). As pessoas com transtorno bipolar com sintomas [psicóticos] algumas vezes são incorretamente diagnosticadas como esquizofrênicas, outra grave doença mental.

Apêndice 2

Reimpresso com permissão do National Institute of Mental Health. Transtorno Bipolar. Disponível em: <//www.nimh.nih.gov/publicat/bipolar.cfm>, Bethesda, MD: National Institute of Mental Health, National Institutes of Health, US. Department of Health and Human Services; 2001. Acesso em: 2 set. 2005. NIH Publication n. 3679.

Índice remissivo

A8727 (antalarmina), 125
Abilify (aripiprazola) 120
abuso de drogas, 88-93, 209
aceitação da condição bipolar, 23-4, 153, 190-1
acessos de raiva, 163-6
Acetaminofeno (Tylenol), 131
acido valpróico (Depakene), 110-1
açúcar, dieta, 63
Adipex (fentermina), 91
administração de crises
　esgotando as opções, 221-3
　hospitalização, 210, 215-21
　lidando com pensamentos suicidas, 209-11
　reconhecimento da psicose, 211-5
　sinais de piora da condição, 207-9
adrenalina
　chocolate e, 64
　descongestionantes e, 61, 131, 133-4
　em situações estressantes, 78
　medicamentos para pressão sanguínea e, 121
　na anestesia, 132
　teoria da adrenalina do transtorno bipolar, 16
Advil (ibuprofeno), 131
afirmações para a recuperação, 152-3
alimentação. Ver dieta e nutrição
alimento. Ver dieta e nutrição; transtornos alimentares
Alli (orlistat), 67
alprazolam (Xanax), 124
alucinações, 47, 211-5
Ambien (zolpidem), 124-5
amidos, dieta, 30, 62-3, 66
aminoglutetimida (Cytadren), 125
amitriptilina (Elavil), 129
amizades
　conhecendo e conservando amigos, 198-202
　encontros, 202-3
　relacionamentos na Internet, 197-8
analgésicos, 131-2
anestésico, 132
ansiedade, 32, 44
antalarmina (A8727), 125
antidepressivos, 13, 37, 41-2, 193
área temporal do cérebro, 15-6
aripiprazola (Abilify), 120
aspirina, 131
atitudes
　contraproducentes, 222-3
　para recuperação, 152-3
atitudes culturais, 18-21
Ativan (lorazepam), 124
atletismo e exercício, 71-3, 102
atomoxetina (Strattera), 43

Índice remissivo

autoimagem
  grandiosa, 42, 178-81, 213
  negativa, 29-31, 178
autorização para venda de medicamentos, 95-6
Benadryl (difenidramina), 61, 133-4
benzfetamina (Didrex), 91
Bontril (fendimetrazina), 91
bromocriptina, 93
bupropiona (Wellbutrin), 93, 129
café da manhã, importância do, 64
cafeína, 87-90, 131, 160
Calan (verapamil), 124
características do discurso, 33-4, 41, 200, 214
carbamazepina (Equetro, Carbatrol, Tegretol, Tegretol XR), 101, 104-6, 112-3
carboidratos, 62-3
Cardizem (diltiazem), 124
Catapres (clonidina), 44, 122-3
catatonia, 216
causa e efeito, incapacidade para compreender, 172-6
Celexa (citalopram), 129
cérebro
  áreas associadas ao transtorno bipolar, 15, 79
  células disfuncionais no, 15
  efeito de medicamentos, 15, 91, 100-1
  teoria da adrenalina do transtorno bipolar, 16
cetoconazol (Nizoral), 125
chocolate, 64-5
ciclo rápido, 37-8

ciclo, bipolar, 36-8
ciclos menstruais, 66, 203
citalopram (Celexa), 129
clonazepam (Klonopin), 124
clonidina (Catapres), 44, 122-3
clozapina (Clozaril), 71
cocaína, 93
comportamento sexual, 36, 166-8, 204-6
consequências, incapacidade para visualizar, 172-6, 180-1
consumo de água, 65
consumo de álcool, 88-90, 203
contraceptivos orais, 206
Cytadren (aminoglutetimida), 125
Depakene (ácido valpróico), 111
Depakote, Depakote ER (valproato), 110-3
Deprenil (selegilina), 130
depressão atípica. *Ver* bipolar, depressão
depressão maior unipolar
  antidepressivos para, 127
  diagnóstico errado, 41-2
  sintomas, 232
  versus depressão bipolar, 24, 26, 41-2
depressão, bipolar. *Ver também* medicamentos estabilizadores do humor
  afastamento social, 208
  antidepressivos e, 13, 37, 41-2, 93, 127-30, 193
  choro, 207
  ciclo, 36-8
  diagnóstico de, 26-8, 228-32

diagnóstico errado, 12-3, 40-7
drogas recreativas e, 92-3
emoções associadas à, 25, 30-1
estresse e, 98
fumo e, 92
ganho de peso, 30
hipersensibilidade a estímulos externos, 28-9
idade no início, 41
imaturidade emocional, 28
mudanças de humor, 30-1
pensamentos suicidas, 56, 193, 209-11
pouca capacidade de julgamento, 28-9
predominância de, no transtorno bipolar, 25
problemas de sono, 29, 59-60, 191
procrastinação e falta de motivação, 29, 194-5
sensações físicas associadas à, 26
sinais e sintomas, resumo de, 24-7, 232
suplementos alimentares para, 69-71
timidez, 30
transtorno bipolar misto, 39-40
tratamento, dificuldade de, 101
versus depressão maior unipolar, 24, 26, 41-2
desafios para os pais
  acessos de raiva, 163-6
  bem-estar da família, 154-7

brigas com autoridade, 161-3
correção de comportamento, 165-6
esgotando as opções, 221-3
exaustão dos pais pelos cuidados com a criança, 155-6
hospitalização, 215-21
medos e inseguranças dos pais, 13-6, 168-71
pensamentos suicidas, 209-11
problemas comportamentais e hábitos indesejáveis, 159-61
reconhecimento de crise iminente, 207-9
religião e espiritualidade, 157-8
sexualidade, 166-8
transtornos alimentares, 158-9
tristeza e perda, 156-7
desipramina (Norpramin), 129
despesas do tratamento, 57 144
Desyrel (trazodona), 70-1, 130
diagnóstico
aumento no número de casos, 12-3
de depressão, 26-8, 229-30, 231-2
de mania, 31-6, 228-9, 231-2
diagnósticos errados, comuns, 33, 40-7
diagnósticos errados, frequência de, 12, 22, 40-1
falha no diagnóstico, 22-3
para o tratamento adequado, 22-3
transtorno bipolar como doença, 23-4
diagnóstico errado
de mania, 32-3
depressão maior unipolar, 41-2
esquizofrenia, 47
frequência de, 12, 22, 40-1
transtorno de déficit de atenção com hiperatividade (TDAH), 41-4
transtorno de personalidade *borderline*, 46-7
transtorno do espectro do autismo, 44
transtornos de ansiedade, 44-7
diazepam (Valium), 124
Didrex (benzfetamina), 91
dieta e nutrição. *Ver também* transtornos alimentares
bebidas cafeinadas, 87-90, 160
consumo de água, 65
ervas e suplementos, 67-71, 90-1, 99
hábitos alimentares, 65
hiperatividade e, 64
moderadores de apetite, 67, 91
modismos alimentares, 64-5
papel no transtorno bipolar, 61-5
problemas de peso e, 65-7
refeições, 63
vitaminas e nutrientes, 61-5, 69
difenidramina (Benadryl), 61, 133-4
diltiazem (Cardizem), 124
distúrbios do movimento
como sinal de crise iminente, 208
controle dos hábitos de movimento, 160-1
de antipsicóticos, 117-21
dieta e, 63-4
durante episódio maníaco, 33-4
expressões faciais, 35
doenças associadas com o transtorno bipolar, 13, 66-7, 92, 119
dores de cabeça, 86-8, 122-4
doxepina (Sinequan), 129
drogas anticonvulsivas, 115-7
drogas antipsicóticas atípicas, 117-21
drogas antipsicóticas, 117-21
drogas para tratamento do transtorno bipolar. *Ver* medicamentos
drogas, ilegais, 93, 210
Elavil (amitriptilina), 129
Eldepryl (selegilina), 130
emoções. *Ver também* raiva e irritabilidade
associadas com o transtorno bipolar, 11, 25
incontroláveis, 207-9
mudanças de humor, 30-1
sentimentos feridos, 30-1

Índice remissivo

Emsam (selegilina), 130
EMTr (estimulação magnética transcraniana repetitiva), 126
enxaquecas e dores de cabeça, 86-8, 122-4
epilepsia, 15
epinefrina. *Ver* adrenalina
episódios alternados, 36-8
Equetro (carbamazepina), 101, 104-6, 112-3
Erva-de-são-joão, 69
ervas e suplementos, 67-71, 90-1, 99
escitalopram (Lexapro), 129
escola
    ajuda extra e acomodação, 185
    benefícios dos estabilizadores do humor, 101, 122
    dicas e estratégias, 187-9
    dificuldades com problemas lineares, 175
    forças e fraquezas das crianças bipolares, 183
    horário regular para fazer a lição de casa, 186
    importância da, 183-7, 194-7
    objetivos e recompensas, 186-7
    problemas comportamentais, 162-3
Esgic, 88
Eskalith (sal de lítio), 101, 107-10
esquizofrenia, 47, 118
estigma do transtorno bipolar, 18-21
estimulação cerebral magnética, 126
estimulação magnética transcraniana repetitiva (EMTr), 126
estimulação magnética transcraniana. *Ver* estimulação magnética transcraniana repetitiva (EMTr)
estimulação nervosa vagal, 126
estimulante (metanfetamina), 93, 130
estratégias para lidar, 17-8, 183-4
estresse
    administração do, 78-86, 144
    área do cérebro associada ao, 79
    como gatilho de episódios bipolares, 24, 78-9, 98
    estratégias para lidar, 16-7
    fontes de, 79, 186
    substâncias químicas do cérebro liberadas, 16
exame neuropsicológico, 55-6
exames de sangue, 55, 103, 106, 109, 111-4, 118, 120
excesso de atividade. *Ver* distúrbios do movimento
excesso de pensamentos, 176-7
exercício e esportes, 71-3, 102
experimentais, tratamentos, 125-6
expressões faciais, inadequadas, 35
fala. *Ver* características do discurso

falha de memória, pensamentos intrusivos e, 177-8
famílias de crianças bipolares. *Ver também* desafios para os pais
    ajudando com programas comportamentais, 145-52
    atritos nas, 156, 194-5
    compreensão do transtorno bipolar, 154-6
    fatores genéticos, 14-5, 194
    terapia familiar, 142
    uso de álcool, 89-90
fatores genéticos no transtorno bipolar, 14-5, 194
fendimetrazina (Bontril, Prelu-2), 91
fenelzina (Nardil), 129
Fenergan (prometazina), 87
fentermina (Adipex, Ionamin), 91
Fioricet, 88
Fiorinal, 88
fluoxetina (Prozac), 129-30
fluvoxamina (Luvox), 129
fumo
    maconha, 92, 204-5
    tabaco, 92-3, 221
gabapentina (Neurontin), 116
Gabitril (tiagabina), 117
Geodon (ziprasidona), 119-20
gorduras, dieta, 62
grandiosidade, 42, 178-81, 213
guanabenz (Wytensin), 123
guanfacina (Tenex), 123
hábitos desorganizados, 35

hábitos, indesejáveis
  como estratégias para
  lidar, 17-8, 183-4
  contendo, 159-61
  desorganização, 35
  hábitos alimentares,
  61-3
  pânico, 186
Halcion (triazolam), 124-5
herança do transtorno
  bipolar, 14-5, 194
hiperatividade e
  hipercinesia. *Ver*
  distúrbios do movimento
hipersociabilidade, 35
hipnose, 143
hipomania, 36
hipotálamo, 16
hormônios esteroides, 16-7,
  134, 213
hormônios liberados sob
  estresse, 16-7
hospitalização, 210, 215-21
ibuprofeno (Motrin, Advil),
  131
idade no início dos
  sintomas, 12
ilusões, 47, 212-4
IMAO (inibidores da
  monoaminoxidase), 130
imipramina (Tofranil), 129
impaciência, 173
impulsividade, 34, 200,
  204-5
Inderal (propranolol),
  123-4
inibidores da
  monoaminoxidase
  (IMAO), 130
insônia. *Ver* problemas
  de sono
Internet
  ervas e suplementos
  vendidos pela, 71

relacionamentos online,
  197-8
Ionamin (fentermina), 91
Irritabilidade. *Ver* raiva e
  irritabilidade
isolamento, social, 198, 208
Keppra (levetiracetam),
  116-7
Klonopin (clonazepam),
  124
lamotrigina (Lamictal), 99,
  112
levetiracetam (Keppra),
  116-7
Lexapro (escitalopram),
  129
lorazepam (Ativan), 124
ludoterapia, 141
Luvox (fluvoxamina), 129
Lyrica (pregabalina), 116
maconha, 92, 204-5
mania
  alimentos ligados à,
  63-4
  autoimagem grandiosa,
  42, 179-80
  cafeína como gatilho, 90
  características da fala,
  34
  ciclos, 36-40
  desorganização, 35
  diagnóstico errado, 40-5
  diagnóstico, 31-6,
  228-9, 231-2
  drogas despertando, 93
  excesso de atividade,
  33-4
  excesso de exercício
  como gatilho, 72
  expressão facial, 35
  gatilhos, 69-70, 72-4,
  90-1
  hipersociabilidade, 35
  hipomania, 36

impulsividade, 34
impulso sexual e
  comportamento, 36,
  166-8, 204-6
insônia, 34, 60
irritabilidade e raiva,
  31-6
manifestações iniciais de
  sintomas, 28
no transtorno bipolar,
  39-40
sinais e sintomas, 32-3,
  231-2
suplementos
  desencadeando, 69,
  91-2
matemática, dificuldade
  com, 175
medicamentos
  ajuda para dormir, 60-1
  analgésicos, 131
  anestésicos, 132
  antidepressivos, 13, 37,
  41-2, 93, 127-30, 193
  antipsicóticos, 117-21
  autorização para venda,
  95-6
  consumo de álcool com,
  88-90
  contraceptivos orais,
  206
  decisão de tomar, 94-5,
  191
  descongestionantes, 61,
  131, 133-4
  doses, 56-7, 99, 102,
  192
  drogas anticonvulsivas,
  115-7
  drogas recreativas e,
  92-3, 130
  duração do tratamento,
  96, 101-3
  efeitos colaterais,

Índice remissivo

referência para, 100
ervas e suplementos, 67-71, 90-1, 99
estabilizadores do humor. *Ver* medicamentos estabilizadores do humor
estimulantes, 90-3
ineficazes, 221-2
IMAO, 130
medicamentos para a pressão sanguínea, 121-4
medicamentos para gripe e alergia, 131-4
moderadores de apetite, 67, 91
nomes de, 103-4
novos tratamentos, 125-6
overdoses, 57, 131
propósito dos, 96
psicoterapia com, 97-8
sedativos, 88, 124-5, 191
medicamentos estabilizadores do humor
administração e suspensão de, 102-3
benefícios, 100-3
carbamazepina, 101, 104-6, 112-3
clonidina, 44, 122-3
como primeira linha de tratamento, 99-100
dosagens, 102-3, 105
drogas anticonvulsivas, 15, 115-7
interações com grapefruit, 192, 221
lamotrigina, 101, 112-4
para transtorno bipolar Tipo II, 37

sal de lítio, 101, 107-10
valproato, 110-3
medicamentos estimulantes, 90-3
medicamentos para a pressão sanguínea, 121-4
medicamentos para gripe e alergia, 131-4
medicamentos sedativos, 88, 124-5, 191
médicos
consultas e segundas opiniões, 53-8
consultas, 54-8
educação e treinamento, 58
especialização e experiência em transtorno bipolar, 50-1
listas de espera, 53
pediatras ou clínicos gerais *versus* especialistas, 48-9, 51-2
período de tempo com pacientes e pais, 50
psiquiatras como psicoterapeutas, 136-7
selecionar, 50-4
tipos, 50-2
Medigesic, 88
meditação, 81-6, 158, 160
memantina (Namenda), 125
meridia (Provigil), 125
metanfetamina (estimulante), 93, 130
metirapona (Metopirona), 125
Motrin (ibuprofeno), 131
mudanças de humor, 30, 46, 190, 206
mudanças sazonais nos sintomas, 25, 28-9, 36, 74
Namenda (memantina), 125
Nardil (fenelzina), 129
negatividade

na autoimagem, 29-31, 178
relacionada ao futuro, 173
sentimentos facilmente feridos, 30-1
Neurontin (gabapentina), 116
nifedipina (Procardia), 124
Nizoral (cetoconazol), 125
norepinefrina. *Ver* adrenalina
Norpramin (desipramina), 129
nutrição. *Ver* dieta e nutrição
olenzapina (Zyprexa), 119, 130
óleos ômega-3, 68
Orap (pimozida), 121
orlistat (Xenical, Alli), 67
Oxazepam (Serax), 124
oxcarbazepina (Trileptal), 114
padrões de pensamento
excesso de pensamentos, 176-7
grandiosidade, 42, 178-81, 213
ilusões e alucinações, 47, 211-5
limites interpessoais fracos, 181-2
pensamentos intrusivos, 85, 177-8, 192
problemas de atenção, 29-30, 177-8
processamento deficiente de informação linear, 172-6
padrões do transtorno bipolar
ciclo, 36-8
mudanças sazonais nos sintomas, 25, 28-9, 36, 74

Tabela de Eventos, 38-40
paroxetina (Paxil), 129
Paxil (paroxetina), 129
PEA (Programação de Eventos Agradáveis), 145-7
pensamentos e comportamentos suicidas
   administração de crises, 209-11
   antidepressivos e, 193
   entre os fumantes de tabaco, 92-3
   overdose de medicamentos, 57, 131
   sal de lítio para, 108
   seriedade dos, 193
pensamentos intrusivos
   causa de, 177-8
   medicamentos para, 104, 122, 178, 192, 202
   problemas de atenção, 177-8
   técnicas de interrupção de pensamentos, 85
perfeccionismo, 180
períodos, menstruais, 66, 203
pimozida (Orap), 121
pituitária, área do cérebro, 16-7
pontualidade, 173
pregabalina (Lyrica), 116
Prelu-2 (fendimetrazina), 91
problemas comportamentais
   como estratégias para lidar, 17-8, 183-4
   correção de, 159-61, 166
   na escola, 162-3
problemas de atenção, 29-30, 40-1, 122, 177-8
problemas de leitura, 175
problemas de motivação e de procrastinação, 29-30, 195-6
problemas de peso
   determinando o peso adequado, 66
   hábitos alimentares e, 66-7
   influência do transtorno bipolar, 30, 66-7
   medicamentos e, 109-20, 192
   moderadores de apetite, 67, 91
problemas de sono
   ciclos invertidos de sono e de vigília, 60-1, 191
   com a depressão bipolar, 29
   insônia, 34
   interferência nos padrões normais de sono, 59-76
   medicamentos para, 61, 122, 124-5, 191
   suplementos para, 70
   técnicas para a higiene do sono, 61
Procardia (nifedipina), 124
Processamento de informação linear, 172-6
procrastinação e falta de motivação, 11-2, 194-6
profissionais da saúde mental. *Ver* terapeutas
Programação de Eventos Agradáveis (PEA), 145-7
programação de Eventos Diários
   lição de casa, 184-5
   na terapia de ritmo social, 142
   para estabilização do transtorno bipolar, 74
   para planejamento linear, 174
   para superar a procrastinação, 194-5
   Programação de Eventos Agradáveis, 145-7
   Programação Diária de Horários, 73-7
   refeições, 64
   sincronização do relógio biológico, 73-4
Programação Diária de Horários, 73-7
Programas Colorir Meu Mundo I e II, 148-152
programas comportamentais
   Programação de Eventos Agradáveis, 145-7
   Programação Diária de Horários, 73-7
   Programas Colorir Meu Mundo I e II, 148-152
prometazina (Fenergan), 87
propranolol (Inderal), 123-4
protriptilina (Vivactil), 129
Provigil (meridia), 125
Prozac (fluoxetina), 129-30
psicoeducação, 139
psicofarmacologistas psiquiátricos, 51
psicose
   alucinações, 47, 211-5, 232
   drogas antipsicóticas, 117-21
   gatilhos, 69, 90-2, 213
   ilusões e distorções, 47, 212
   na esquizofrenia, 47
   sinais e sintomas, 211-5, 232
   suplementos de serotonina e, 69

Índice remissivo

psicoterapia
  benefícios, 135-7
  com o orientador da escola, 187
  com terapeuta *versus* psiquiatra, 136
  dano potencial, 143
  despesas, 144
  discutindo com amigos, 200-1
  com medicamentos, 96-7, 135-6
  para crianças introvertidas, 141
  terapeutas, 137-9, 144
  tipos, 139-45
psiquiatras para crianças e adolescentes, 51
psiquiatras. *Ver* médicos
questões sobre estilo de vida. *Ver também* dieta e nutrição; programação de eventos diários; problemas de sono
  exercício e esportes, 71-3, 102
  no controle dos sintomas bipolares, 94, 221-2
  redução do estresse, 78-86, 144
quetiapina (Seroquel), 120
raciocínio lógico, deficiência no, 172-6, 214
raciocínio passo a passo, deficiência no, 172-6
raiva e irritabilidade
  acessos de raiva, 163-6
  brigas com autoridade, 161-3
  como sinal de crise iminente, 209
  como sintomas comuns, 32-4
  desculpando-se por acessos, 194
  furto em lojas e, 180
  perda de amigos, 200
religião e espiritualidade, 157-8
remédios naturais, 69-71, 90-2, 99
risperidona (Risperdal), 120
sal de lítio (Eskalith, Lithobid), 101, 107-10
Salvia, 92
SAMe (S-adenosil-L-metionina), 91
Sedapap, 88
selegilina (Deprenil, Eldepryl, EMSAM), 130
Serax (Oxazepam), 124
Seroquel (quetiapina), 120
sertralina (Zoloft), 129
Síndrome de Asperger, 44
Sinequan (doxepina), 129
sintomas. *Ver também sintomas específicos*
  atitudes culturais relacionadas aos, 18-21
  causas dos, 24
  células disfuncionais do cérebro e, 14-6
  critérios para o diagnóstico de depressão, 26-8, 229-30, 231-2
  critérios para o diagnóstico de mania, 31-6, 228-9, 231-2
  de depressão, 26-8, 229-30, 231-2
  de mania, 39, 31-6, 228-9, 231-2
  de psicose, 211-5, 232
  idade no início, 12
  sinais de piora da doença, 207-9
situações sociais
  afastamento e isolamento, 198, 208
  conhecendo e conservando amigos, 198-202
  encontros, 202-3
  hipersociabilidade, 35
  relacionamentos online, 197-8
  timidez e evitação social, 30, 45, 105, 198
social, afastamento, 208
Stelazine (trifluoperazina), 121
Strattera (atomoxetina), 43
Suplementos 5-HT, 69
suplementos de ciclohexanoexol (inositol), 68
suplementos de cromo, 70
suplementos de deanol (DMAE), 70
suplementos de dimetilaminoetanol (DMAE), 70
suplementos de DMAE (deanol, dimetilaminoetanol), 70
suplementos de extrato glandular, 71
suplementos de ginseng, 70-1, 91
suplementos de inositol (cicloexanoexol), 68
suplementos de kava, 71
suplementos de óleo de peixe, 68
suplementos de serotonina, 69-70
suplementos e ervas, 67-71, 91-2, 99

Symbyax, 130
tabaco, 92-3, 221
Tabela de Eventos, 38-40
TC (terapia comportamental), 140
TDAH (transtorno de déficit de atenção com hiperatividade), 41-4
técnica de relaxamento muscular, 80-1
técnicas de interrupção de pensamentos, 85
técnicas de relaxamento
  aprendendo com o terapeuta, 144
  interrupção de pensamentos, 85
  meditação, 81-6
  para administração do estresse, 79-81
  visualização, 86
Tegretol, Tegretol XR (carbamazepina), 101, 104-6, 112-3
Tenex (guanfacina), 123
terapeutas, 137-9, 144
terapia cognitiva, 141-2
terapia comportamental (TC), 140
terapia da realidade (TR), 139-40
terapia de apoio, 143
terapia de grupo, 142
terapia interpessoal (TIP), 140-1
terapia psicodinâmica, 141
terapia. *Ver* psicoterapia
tiagabina (Gabitril), 117
Tigan (trimetobenzamida), 87
timidez, 30, 45, 105, 198
TIP (terapia interpessoal), 140-1
Tofranil (imipramina), 129

topiramato (Topamax), 114-5
TR (terapia da realidade), 139-40
transtorno bipolar misto, 39-40
transtorno bipolar Tipo III, 37
transtorno bipolar. *Ver também* depressão; bipolar; mania; *assuntos específicos*
  aceitação do, 23-4, 153, 190-1
  causas do, 14-5
  conceitos errados relacionados ao, 19-20
  critérios de diagnóstico, 26-7, 33, 228-30
  descrição e sinais do, 11-3
  diagnóstico errado, 12, 40-7
  experiências não relacionadas com, 16, 63
  forças das crianças bipolares, 21, 29-30
  frequência de ocorrência, 12
  perigos da ausência de tratamento do, 13, 97-8
  quatro passos de recuperação, 152-3
  Tipos I, II e III, 37
  tratamento precoce, 13, 28
transtorno de ansiedade generalizada, 45
transtorno de déficit de atenção com hiperatividade (TDAH), 41-4

transtorno de personalidade *borderline*, 46-7
transtorno do pensamento formal, 215
transtornos alimentares
  desejos e voracidade alimentar, 30
  envolvendo pensamento ilusório, 214
  lidar com, 158-9
  má nutrição, 65-7
transtornos de ansiedade, 44-7
tratamento do transtorno bipolar. *Ver* questões sobre estilo de vida; medicamentos; psicoterapia
tratamentos com esteroides, 134
tratamentos, experimentais, 125-6
trazodona (Desyrel), 70-1, 130
Trelstar (triptorelina), 125
triazolam (Halcion), 124-5
trifluoperazina (Stelazine), 121
Trileptal (oxcarbazepina), 114
trimetobenzamida (Tigan), 87
triptorelina (Trelstar), 125
Tylenol (acetaminofeno), 131
Valium (diazepam), 124
valproato (Depakote, Depakote ER), 110-3
Verapamil (Calan), 124
violência, 216-7. *Ver também* pensamentos e comportamento suicida

Índice remissivo

visualização
    como técnica de relaxamento, 86
    de consequências, deficiência na, 172-6, 180-1
vitaminas, 61-2, 69

Vivactil (protriptilina), 129
Wellbutrin (bupropiona), 93, 129
Wytensin (guanabenz), 123
Xanax (alprazolam), 124
Xenical (orlistat), 67

ziprasidona (Geodon), 119-20
Zoloft (sertralina), 129
zolpidem (Ambien), 124-5
zonisamida (Zonagran), 117
Zyprexa (olanzapina), 70-1, 119, 130

Câncer de Mama
Um guia prático para a vida após o tratamento

Edição atualizada, apresenta as recentes mudanças no tratamento padrão contra o câncer de mama e uma variedade de tópicos para ajudar na descoberta de possibilidades e desafios como: drogas poderosas para a quimioterapia coadjuvante e seus complexos efeitos colaterais; grandes mudanças nos tratamentos hormonais; novas preo-cupações no acompanhamento médico; que perguntas se deve fazer ao médico; como voltar a ter intimidade emocional e sexual; como lidar com problemas financeiros e no ambiente de trabalho; teste genético: por que fazê-lo, quando e em que condições; como vencer o medo da recidiva.

Sobre todos esses assuntos, Hester Hill Schnipper traz tanto sua experiência profissional, como reconhecida assistente social na área de oncologia, quanto sua recente realidade pessoal, por sobreviver duas vezes ao câncer de mama. Este livro indispensável ajudará todas as mulheres a redescobrirem sua capacidade de ter alegria enquanto continuam em direção ao futuro – como sobreviventes.

Esclerose Múltipla
Respostas tranquilizadoras para perguntas frequentes

Após extensa revisão da literatura disponível, Beth Hill nos oferece um manual abrangente e inspirador, escrito especificamente para pacientes com esclerose múltipla (EM), cujas perguntas mais comuns ela responde com fatos, em tom otimista.

Lastreada nas mais recentes descobertas científicas e em suas experiências pessoais, a autora apresenta ampla variedade de sintomas e exames, termos médicos, tratamentos convencionais e terapias alternativas complementares, assim como as mudanças de vida associadas à esclerose múltipla, abordando de maneira clara e concisa muitas questões importantes em todos os estágios da doença. Fornece, ainda, uma lista de clínicas, websites, livros e publicações para pacientes, que podem servir de referência e fonte de mais informações. Mas, o mais importante, transmite esperança aos pacientes e a seus familiares para que possam novamente olhar o futuro com otimismo e ir em busca de seus sonhos, sabendo que a cura da EM está muito próxima.

Beth Ann Hill, diagnosticada em 1999 como portadora de esclerose múltipla, é escritora *freelance* e defensora incansável dos pacientes com EM, atuando na Sociedade Nacional de Esclerose Múltipla dos Estados Unidos. Vive em Rockford, Michigan.

Estágios Iniciais da Doença de Alzheimer
Primeiros passos para a família, os amigos e os cuidadores

Este livro, prático, apresenta uma análise dos recursos relacionados ao Mal de Alzheimer, fornecendo informações claras, precisas e confiáveis sobre a natureza da doença, associando preocupações médicas e emocionais a práticas inerentes aos estágios iniciais da doença.

De modo realista, tranquilizador e, sobretudo, sensível, orienta tanto as famílias no desenvolvimento de uma filosofia para o cuidado do paciente de Alzheimer quanto os cuidadores e profissionais do campo do cuidado com idosos. Baseado nos mais recentes estudos científicos, faz uma análise atualizada do manejo da doença, contestando a imagem devastadora que ainda circula sobre os portadores de Alzheimer e promovendo o nosso entendimento da experiência dessa enfermidade em seus estágios iniciais. Este livro será do interesse daqueles que se preocupam com as pessoas acometidas por Alzheimer: famílias, amigos e cuidadores.

Daniel Kuhn, MSW, é diretor do Instituto de Treinamento Profissional da Associação de Alzheimer – Principal Divisão de Illinois. Autor e co-autor de mais de duas dúzias de artigos sobre os aspectos psicossociais da doença de Alzheimer, é membro do conselho editorial das revistas *Alzheimer's Care Quarterly*, *The American Journal of Alzheimer's Disease* e *Early Alzheimer's*.

David A. Bennett, M.D., é diretor do Rush Alzheimer's Disease Center do Rush Presbyterian – St. Luke's Medical Center de Chicago.

Guia Completo da Próstata
Informação médica sobre sintomas e tratamento

Sem nenhuma dúvida, a próstata parece gerar mais dúvidas, mal-entendidos, preocupações e ansiedade do que qualquer outra parte do trato geniturinário masculino. Isso na verdade não é nenhuma surpresa, porque ela realmente causa mais preocupação a muitos homens do que qualquer outra estrutura do corpo, e os sintomas e as dificuldades que surgem na próstata acompanham quase toda a vida adulta do homem.

Neste livro, o autor explica como surgem os problemas na próstata, discute as razões do tratamento recomendado, seja clínico, seja cirúrgico, e principalmente põe por terra muitos mitos e grandes mentiras que os pacientes "sabem" sobre o assunto. Assim, ajuda a entender a próstata o máximo possível, com explicações detalhadas, porém simples, para que o paciente e seu médico sejam capazes de superar, lidar ou, pelo menos, conseguir aprender a viver com o problema.

Stephen N. Rous, M.D., é professor de cirurgia da Dartmouth Medical School e ex-chefe de urologia do Veterans Affairs Medical Center, em Vermont.

GRÁFICA PAYM
Tel. (011) 4392-3344
paym@terra.com.br